고운결 피부질환 총서 1

한포진

고운결 피부질환 총서 1

한포진

2014년 7월 10일 초판 1쇄 인쇄
2014년 7월 15일 초판 1쇄 발행

지은이	고운결피부과학연구소
펴낸이	김훈태
펴낸곳	이상미디어
등록번호	209-06-98501
등록일자	2008.09.30
주소	서울시 성북구 하월곡동 196
대표전화	02-913-8888
팩스	02-913-7711
E-mail	leesangbooks@gmail.com
ISBN	978-89-94478-41-8 14510
세트번호	978-89-94478-42-5 14510

고운결 피부질환 총서 1

한포진

고운결피부과학연구소 지음

이상

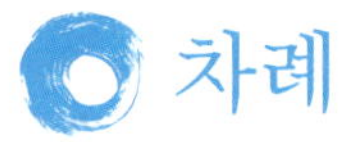

차례

1장

한포진 바로 알기

낯설고도 익숙한 질환, 한포진

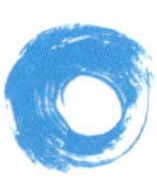

사람에 따라 들어본 병명일 수도 있고 생소한 단어일 수도 있다. 병원에 와서 진단을 받은 후에야 처음으로 한포진이라는 병명을 접하게 된 환자들도 적지 않다.

손이나 발에 작은 물집이 생기거나 부분적으로 붉어지면 일시적인 피부 트러블이나 주부습진으로 여기고 가볍게 넘기는 경우가 많다. 한포진의 초기 증상일 수도 있는데 말이다. 이렇게 무심코 가볍게 넘겼다가 손 쓸 수 없을 정도로 악화된 뒤에 병원을 찾으면 당연히 치료에 많은 시간이 걸리고 그만큼 비용도 높아진다.

한포진은 피부질환 중에서도 재발이 잦고 만성화될 가능성이 큰 질환이므로 초기에 발견하여 근본적인 치료를 하는 것이 매우 중요하다. 특히 최근에는 키보드나 마우스 등으로 PC작업을 많이 하는 사무직을 비롯하여 미용사, 간호사, 네일아트 종사자 등 특정 직업군, 입시 스트레스에 시달리는 중고생, 물과의 접촉이 많은 주부 등 광범위한 계층에서 한포진 발병률이 크게 늘어나고 있으므로 본인이나 가족, 친지의 관련 증세에 보다 관심을 가지고 살펴보는 자세가 필요하다.

한포진은 손가락이나 발가락 옆면을 따라 개구리 알 같은 투명한 물집이 무리지어 나타나는 수포성 습진이다. 명확한 원인과 인과관계는 밝혀지지 않았지만 여름철에 더 악화되기 쉽고 정신적 스트레스와 관련이 있으며 땀의 발생 부위와 발병 부위가 일치하는 경향을 보인다.

또한 한포진은 2~3주 지나면 저절로 낫는 것처럼 보이기도 하지만 재발 가능성이 매우 높은 편이며 초기에 치료하지 않고 방치하면 작은 물집들이 모여 큰 수포를 형성하게 된다. 이 수포들이 터지면서 참기 어려운 가려움증이 생기고 피부가 벗겨지기 시작한다. 수포가 저절로 터지는 건 어쩔 수 없지만 간지럽거나 보기 안 좋다고 해서 일부러 터뜨리면 2차 감염의 우려가 있으므로 조심해야 한다.

초기에는 열이 가장 많이 몰리는 손끝과 발끝에서 증상이 시작되어 계속 방치하면 점차 손바닥과 발바닥으로 퍼져나간다. 물집이 터지면 피부가 벗겨지면서 진물이 나고 염증이 진행돼 심한 경우 손가락을 구부리기 힘들 만큼의 통증과 불편감이 생긴다.

한포진의 유발 인자로는 원발성 자극물질, 즉 니켈, 크롬, 코발트 등의 금속물질이나 화학약품과의 접촉, 경구피임약 등이 꼽히고 있으며 외상이나 감염, 유전적 요인, 실내외 공기 바이러스, 다한증도 영향을 미치는 것으로 알려져 있다. 그러나 한포진의 발생원인과 치료에 있어서 무엇보다도 중요한 키워드는 면역체계 교란이다.

한포진 증상이 나타났을 때는 이미 우리 신체의 면역 시스템에 이상이 생긴 후라고 볼 수 있다. 위에 말한 한포진 유발인자와 접촉했다고 해서 모든 사람이 한포진에 걸리는 것은 아니기 때문이다. 어떤 이유에서건 신체 면역체계의 균형이 깨졌을 때 그 결과와 증상으로 한포진이 나타나게 된다. 이밖에도 흔하지는 않지만 장내세균 이상이나 혈액공급 이상 등으로 한포진이 생길 수 있다. 따라서 정확한 체질분석을 바탕으로 모든 유발 인자를 빠짐없이 잡아내어 근본치료를 하고 일정기간 식이요법과 면역력 관리를 해야 재발없는 근본치료가 가능하다.

'주부습진'이라고만 알고만 있다가 시간이 지날수록 증상이 심해져 손톱 기형이 온 경우였습니다. 유치원에 다닐 때부터 습진이 심해, 무지했던 시절 스테로이드 연고를 달고 살았고 성인이 되서는 스테로이드 부작용인지 피부가 너무 얇아져 맨손으로는 과일조차 깎을 수 없는 지경에 이르렀습니다.

안 해본 치료가 없다고 생각했는데, 손톱 기형이 너무 심해져서 우울감이 극에 달해 있을 즈음 우연히 인터넷에서 체질개선에 관한 글을 보았고, 인터넷 검색을 통해 '고운결한의원'을 알게 되었습니다.

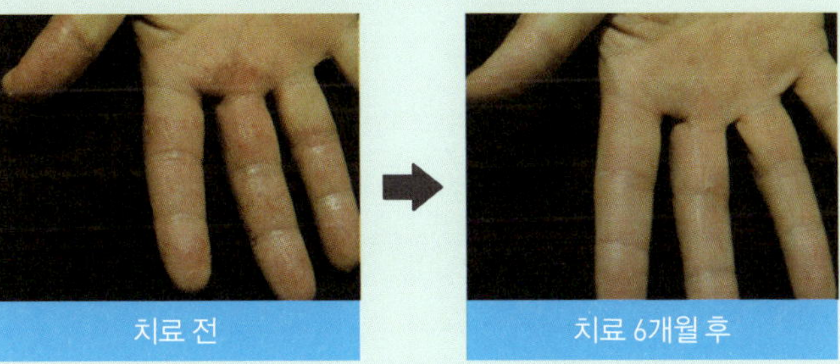

| 치료 전 | 치료 6개월 후 |

장기전이 될 것이라는 의사선생님 말씀을 듣고 처음부터 빠른 치료는 기대도 하지 않았습니다. 치료 시기가 여름이라 물놀이도 있고 해서 위기가 많았습니다. 음식 관리도 정말 힘들었습니다. '치료는 한약, 음식은 병을 악화시킬 수 있다'고 명심했습니다.

　한 달 두 달이 지나도 개선의 기미가 보이지 않자 오히려 주위사람들이 "돈 버리는 것 아니냐"는 말을 많이 했습니다. 한포진 치료로 지금까지 했던 수많은 방법 중에 하나가 될 수도 있다는 생각에 흔들렸지만 끝까지 가보고 싶었습니다! 저도 과연 치료가 될지 궁금했습니다. 초겨울 감기로 인해 한약을 한 달 정도 끊었다가 다시 시작하기도 했습니다. 의사선생님께서 한약과 양약의 상호작용을 적절히 조절하여 간독성에 대한 불안감을 알아서 해결해주셨습니다.

　이번 치료를 통해서 음식의 중요성을 알게 되었고, 제가 좋아하는 갑각류 음식에 알레르기가 있다는 사실도 새롭게 알게 되었네요. 아직 치료가 완전히 끝났다 생각하지 않고 음식 조절을 잘해서 더 고운 손을 만들려고 합니다. 한의사 선생님, 한마디 한마디가 치료에 큰 도움이 되었습니다. 간호사 선생님들과 실장님 모두 친절하게 응대해주셔서 감사합니다.

– 박○○님(학생)

한포진은 왜 생길까?

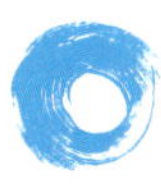

흔히 한포진을 원인도 모르고, 치료도 잘되지 않는 난치성 질환이라고 한다. 일반적으로는 과도한 스트레스나 손발의 다한증이 유발원인으로 알려져 있다. 이밖에도 가족력 같은 유전적인 요인과 감정변화 등의 심리적 원인, 식생활이나 실내 환경 조건, 외상이나 감염 등 다양한 요인들이 발병원인이 될 수 있다.

한포진이 생기면 가까운 피부과에서 스테로이드(호르몬제)나 항히스타민을 처방받는 경우가 많다. 이런 약을 사용하다 보면 처음에는 제법 증상이 잘 가라앉는 것처럼 보인다. 하지만 어느 정도 나아진 같아 약을 중단하면 곧 다시 수포가 올라오고 가려움증이 생긴다. 아니, 오히려 처음보다 더 심해지는 경우가 많다.

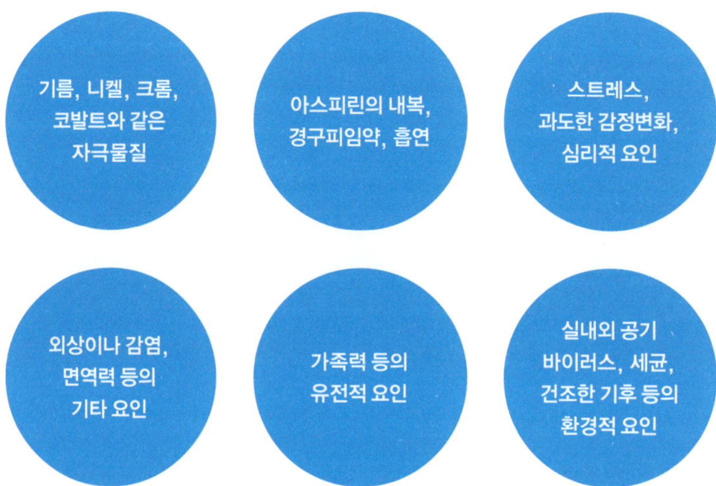

다시 피부과를 찾아가면 좀 더 높은 농도의 스테로이드를 처방해준다. 이후 악순환이 반복된다. 건선이나 아토피 등 많은 피부질환과 마찬가지로 한포진도 스테로이드 약물로 치료하면 처음엔 효과를 보는 듯하지만 곧 다시 심해지거나 처음처럼 약효가 나타나지 않는다. 한포진은 인체의 면역과 관련된 질환이다. 몸속의 내부적인 문제로 인해 생긴 피부질환이라는 뜻이다.

우리 몸의 자율신경계는 교감신경과 부교감신경으로 이뤄져 있다. 이 두 신경의 밸런스가 서로 맞지 않음으로 인해서 면역체계의 교란이 생기고 그것이 한포진이라는 피부질환으로 나타나게 된다. 사람마다 신체 메커니즘과 면역 환경이 각기 다르기 때문에 면역체계의 구성 또한 다를 수밖에 없고, 그렇기 때문에 같은 한포진이라고 해도 치료법이 달라질 수밖에 없다. 아버지의 한포진이 다르고, 아들의 한포진이 다르며 홍길동의 한포진과 심청이의 한포진이 다른 것이다.

한포진 치료는 손바닥, 발바닥에 있는 수포에 신경 쓸 게 아니라 내과적 요인에 주의를 기울여야 한다. 그렇게 제대로 된 원인을 규명하고 치료에 접근하면 대부분의 경우 1~3개월 안에 한포진에서 벗어날 수 있다.

한포진이라는 만성질환으로 고생한 지 5년도 더 됐지만 정작 내 병이 한포진이라는 것을 알게 된 것은 1년밖에 되지 않습니다. 그동안은 그냥 손발에 오돌토돌한 것이 생겼다 사라 졌다를 반복하기에 피곤해서 나타나는 증상인줄로만 알았던 거죠.

1년 전쯤 손에 증상이 심해지면서 물집과 진물이 나타나 병원에 가보니 한포진이라고 하는 겁니다. 그래서 병원에 다니며 4개월간 치료를 받았지만 증세는 점점 심해지기만 했습니다. 손은 가려움을 넘어서 아프기까지 했고 발도 신발 닿는 부위가 너무 불편해 결국 휴직까지 하게 된 겁니다. 이런 절망의 상태에서 알게 된 곳이 바로 고운결한의원이었습니다.

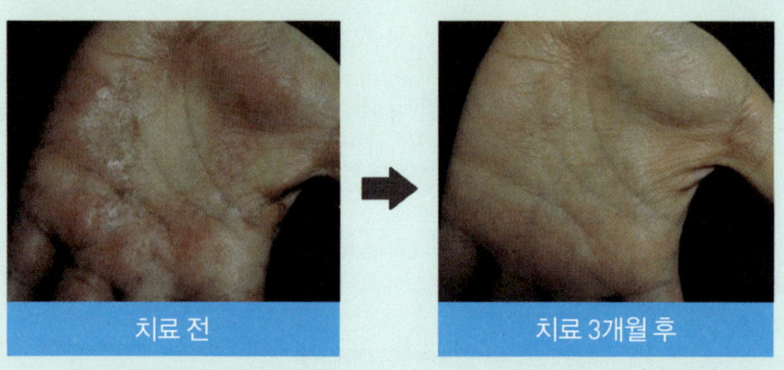

처음 고운결한의원에 왔을 때는 증상이 더 심해져 진물과 가려움이 극에 달했는데(이것이 스테로이드 부작용이라고 하더군요) 한의원에서 주신 외용제를 바르니 점차 나아가기 시작했습니다. 탕약의 효과 역시 한 달 반 정도 이후 나타나기 시작했고 두 번째 한약을 먹고 나서는 급속도로 좋아졌습니다.

고운결한의원의 특징은 먹는 약이건 바르는 약이건 저의 상태에 따라 계속 바뀐다는 것입니다. 변화하는 몸의 상태와 증세에 맞춰 거기에 맞는 약을 처방해주는 거죠. 원래 한포진 치료를 위해 한의원을 알아보면서 저도 처음엔 과연 효과가 있을까 하고 의심했는데 치료 2개월 이후 완전히 깨끗해진 피부를 제 눈으로 직접 보니 믿지 않을 수가 없더군요.

　한포진으로 고생하시는 분들이 있다면 고운결한의원에서 치료해보시길 바랍니다.

−이○○님(회사원)

문제는 면역체계에 있다!

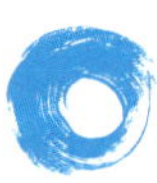

현대인들의 생명과 건강을 위협하는 암, 그리고 아토피, 습진 등의 난치성 피부질환. 이 고질병들을 수술이나 약 없이 고칠 수는 없을까? 최근 미국 하버드대 암센터 제프리 마이어하르트 박사는 대장암을 앓고 있는 환자에게 규칙적인 생활과 건강한 식습관을 통해 면역력 정상화요법을 시행하여 대장암 재발률을 낮추고 생존기간을 늘리는데 성공했다고 밝혔다.

양방에서는 면역력과 질병의 관계에 눈을 돌린 것이 최근의 일이지만 한방에서는 예로부터 면역력 정상화를 이용한 치료를 시행해왔다. 특히 이러한 면역력 정상화 요법은 한포진, 피부습진, 건선, 지루성피부염 등 현대에 들어 급증하고 있는 난치성 피부질환에 접목되어 재발없는 피부치료법으로 각광받고 있다.

한포진이 면역적 문제로 인한 피부질환이라고 했는데 그렇다면 면역체계가 불균형 상태라는 말은 무슨 뜻일까? 면역체계 불균형, 또는 면역력 교란이라는 말은 단순히 면역력이 약하다는 개념과는 다른 의미이다.

면역력 자체는 약하지 않지만, 면역체계를 이루는 총체적인 신체 시스템에 이상(자율신경계의 이상)이 생겨 특정 자극 및 특정 질환군에 대한 면역적 대응에 착오가 생기는 경우를 말하는 것이다. 정확히 얘기하자면 면역력의 저하가 문제가 아니고, 면역력 교란 상태가 문제인 것이다.

면역력 교란이란?

자율신경계는 뇌의 명령 없이 우리 몸의 항상성을 유지하기 위한 면역세포를 조정하는 중요한 역할을 한다. 호흡과 소화, 체온조절과 동공조절 같은 역할을 하는데, 자율신경계는 교감신경계와 부교감신경계로 이루어져 있다. 이 자율신경계의 조절이 정상적으로 이루어지지 않는 경우를 바로 면역력 교란이라고 한다.

면역력 교란의 원인은?

자율신경을 이루고 있는 교감신경과 부교감신경은 서로 균형을 이루고 있어야 자율신경이 정상적으로 활동을 하지만, 교감신경을 지나치게 항진시키는 행위(스트레스, 신경과민, 수면장애 등)에 의해 교감신경과 부교감신경의 균형이 깨지면서 자율신경의 이상(면역력 교란)이 발생하게 된다.

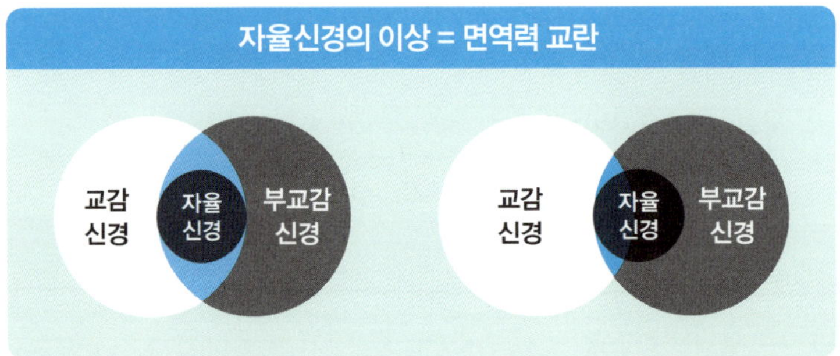

면역력 교란으로 생길 수 있는 질환

심혈관, 체온조절, 소화, 호흡, 생식기능이 모두 영향을 받으며, 땀이 나지 않거나 오히려 많이 나고, 저혈압, 배변기능의 이상, 혈관기능의 이상, 동공 이상, 눈물과 침의 이상 등이 나타난다. 이 뿐만 아니라 피부질환도 바로 이 면역력 교란에서 기인하는 경우가 대부분이다. 면역력 교란(자율신경계의 이상)이 발생하면 교감신경

말초자극에 의해 피부모세혈관 수축, 부교감신경 말단 자극에 의한 모세혈관 확장(안면홍조) 등이 발생하며 피부가 작은 트러블에도 과민하게 반응(지루성 피부염 등의 습질 질환)하거나 각질 이상 반응(건선)이 생기고, 입술 주위에 헤르페스 바이러스나 대상포진 등이 나타나기도 한다.

대부분의 면역관련 질환이 그렇듯, 한포진과 같은 난치성 피부질환 역시 초기 치료가 매우 중요하다. 초기에 어떤 치료를 선택하느냐에 따라서, 짧은 기간에 깨끗하게 치료되는가 하면 수개월간 치료해도 잘 낫지 않는 고질적인 질환으로 굳어질 수 있다.

업무상 스트레스로 2년간 난치성피부염 한포진을 앓고 있었습니다. 피부연고제(스테로이드)를 사용하면 일시적으로 증상이 개선되었습니다. 하지만 점점 더 과다하게 사용하게 되었고 더 이상 효과도 못보고 부작용까지 생기면서 보다 근본적인 치료를 해야겠다는 마음에 고운결한의원을 찾게 되었습니다.

처음에는 오랜 기간 사용하던 스테로이드를 중단한 터라 가려움이 심할 것으로 예상했는데, 신기하게도 치료 초반부터 가려움증 등 반동현상 없이 빠르게 치료가 됐습니다.

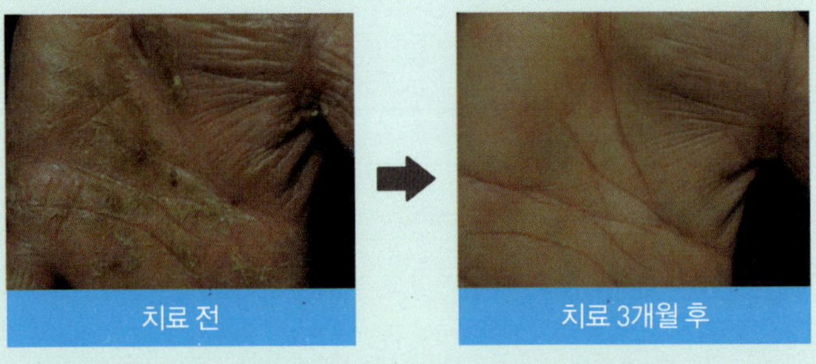

| 치료 전 | 치료 3개월 후 |

난치성 피부염인줄로만 알았던 한포진으로 고생하는 분들은 기존의 치료에서 벗어날 필요가 있습니다. 고운결한의원 덕분에 저는 한포진으로부터 완전히 해방됐습니다.

– 박○○님(회사원)

한포진은 왜 자꾸 재발할까?

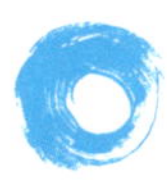

'지긋지긋한 관절염'이라는 광고카피를 내세우는 제약회사가 있다. 대부분의 만성 환자들은 한포진이야말로 지긋지긋한 피부염이라고 말한다. 증세가 모두 사라져 다 나은 듯하다가도 어느새 다시 수포가 올라와 재발되는 일이 반복되기 때문이다. 그러다보니 심지어 한포진을 불치병이나 난치병으로 생각하고 치료를 포기하는 경우도 종종 있을 정도이다.

한포진이 재발한다는 말은 다시 말해 '한포진을 근본적으로 치료하지 못했다'는 말과 같은 뜻이다. 처음부터 제대로 된 치료를 했더라면 재발이 일어날 리가 없다. 올바른 길을 외면하고 중간에 끊어지거나 바윗돌로 막힌 길을 택하다보니 원하는 목적지에 도달할 수 없게 된 것이다.

사실 한포진은 눈으로 상태만 봐도 진단이 가능한 질환이다. 피부가 붉은 색으로 변하면서 수포가 발생하고 가려움과 통증이 동반되는 등 명확한 증세가 있기 때문이다. 문제는 진단 그 이후이다. 많은 환자들은 한포진이 발생하면 흔한 피부질환으로 생각하고 약국에서 연고를 사서 바르며 호전되기만을 기다린다. 조금 더 적극적인 치료 의지를 가지고 피부과를 찾는다 하더라도 대부분의 피부과에서는 증상을 완화시키는 대증(對症)요법을 시행할 뿐 근본적인 치료를 시도하지 않는다.

한포진은 피부에 발생하는 질환이지만 그 원인은 우리 몸 깊은 신체 내부에 있기 때문에 보다 통합적인 접근이 필요하다. 앞장에서 설명한 것처럼 한포진은 신체 내부 면역체계가 교란되어 발생한 것이므로 면역체계를 바로 잡아야 인체 전반의 자생력이 회복되면서 자연스럽게 한포진 증상도 회복되는 것이다.

한포진이 재발하지 않도록 하기 위해서는 증상별로 환자를 분류한 후 각각의 체질에 맞는 맞춤치료를 하여 신체 내부 면역체계 교란을 해결해야 한다.

한방치료 이후에도 한포진이 재발했다면?

- ✔ 신체 면역력 교란 이외의 다른 유발인자가 있을 경우

- ✔ 체질 분석이 잘못된 경우

- ✔ 치료 후 일정기간 식이요법과 면역력 관리가 안 된 경우

한포진 리얼 스토리 4　　남편 도움으로 1주일에 한 번씩 무거운 몸을 이끌고 고운결한의원을 다니던 예비엄마였는데 어느새 지금은 한 아이의 엄마가 되었네요. 습진 같은 것은 모르고 살았는데, 결혼 하고나서 주부습진이 생기더니 그 주부습진이 심해지면서 임신 중 손에 한포진이 생겼습니다. 시어머니께서 설거지를 대신 해주시고, 저도 관리를 하기 시작했지만 좋아진다 싶으면 다시 생기기를 반복하더니 급기야 발에도 한포진이 생겼습니다.

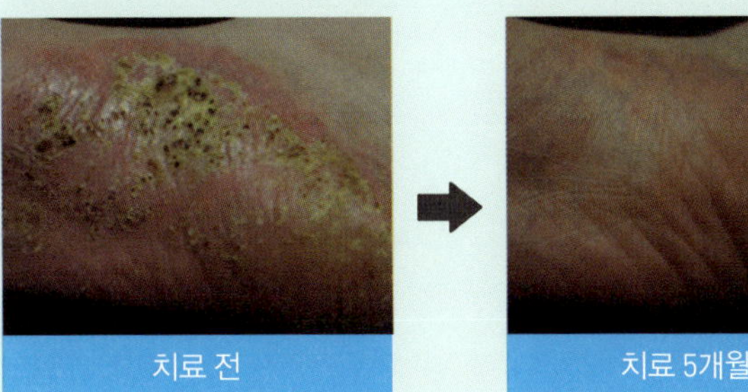

한포진 때문에 발이 다 까지고 피나고 정말 증세가 너무나도 심했습니다.

　인터넷으로 한포진에 대해 알아보니 바르는 연고가 아이한테 안 좋은 영향을 줄 수 있다고 해서 약 복용도 꺼리게 되더군요. 그러던 중 정보공유 카페에서 고운결한의원이 좋다는 이야기를 듣고 한의원에 찾아갔는데 원장님께서 굳이 한약을 강요하지는 않으시더군요. 그리고 외용제를 이용해 외부 치료에 집중하면서 치료 기간 동안 마음 편히 갖고 영양소 고루 섭취하라는 조언을 해주셨습니다. 가장 심한 괴로움은 가려움증이었는데 치료후 가려움증이 바로 사라져 신기할 정도였습니다. 모든 스트레스에서 해방시켜주시고 건강한 딸을 낳게 해준 고운결한의원 모든 분들과 병원에 데려다주느라 고생하면서도 싫은 내색 한번 안 한 남편에게 고마움을 전하고 싶습니다.

－조○○님(주부)

대상포진, 주부습진, 무좀과 다른 점

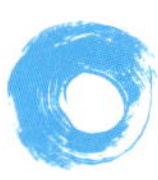

'손에 습진이 생기면 주부습진, 발에 습진이 생기면 무좀이다.' 이런 식으로 간단히 자체 진단을 내리는 이들이 많다. 언뜻 보기에 증상이 비슷할 뿐만 아니라 주부습진이나 무좀이 일반적으로 잘 알려진 질환이기 때문이다. 하지만 이렇게 비전문적인 판단을 내리고 잘못 치료하거나 방치하는 것은 고질적인 피부질환으로 악화시키는 지름길이다. 한포진과 주부습진, 무좀은 원인과 치료방법이 다른, 완전히 별개의 피부질환이기 때문이다. 또 최근 들어 대상포진이 유행하면서 비슷한 병명으로 인해 한포진과 대상포진을 혼동하는 이들이 적지 않다.

어떤 병이나 마찬가지이겠지만 주위 사람들의 이야기나 인터넷에 떠도는 정보들을 기반으로 혼자 병명을 진단하는 것은 아주 위험한 일이다. 한포진을 다른 질환으로 잘못 알고 대처하는 것과 마찬가지로 대상포진이나 주부습진, 무좀 등을 방치하거나 대충 피부연고를 바르며 증세를 완화시키는 것 또한 2차 감염 등의 원인이 되므로 주의해야 한다.

한포진과 혼동하기 쉬운 피부습진의 원인과 증세를 알아보자.

주부습진

피부가 물에 장시간 노출되면 각질층이 무너지고 피부 방어 시스템이 손상되어 피부염이 발생하는데 이것을 습진이라 한다. 피부가 갈라지면서 진물

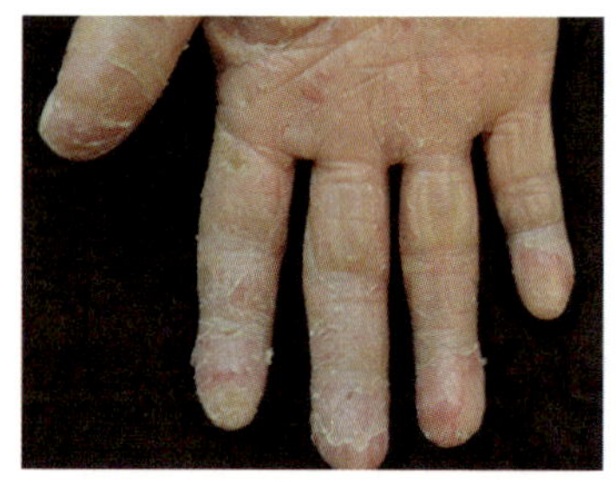

이 나고 각질이 생기며 붉은 색으로 변하면서 두꺼워지는 증상이 나타난다. 주부습진은 자주 물과 접촉하여 손에 습진이 생긴 경우를 말한다. 설거지, 빨래 등에 쓰이는 세제에 피부의 지질성분을 파괴하는 계면활성제와 향료, 색소 등 여러 가지 화학성분이 포함돼 있어 이 성분들이 습진을 더욱 악화시키다보니 '주부습진'이라는 이름이 붙게 된 것이다.

　이렇듯 주부습진은 한포진과 달리 발병원인이 정확하며 원인 요소를 제거하면 증세가 쉽게 완화되고 일반적인 피부연고를 사용해서도 치료가 가능하다.

무좀

무좀은 곰팡이균의 일종인 피부사상균에 감염되어 생긴다. 날씨가 덥고 습해지면 악화되거나 재발하기 쉬우므로 발병 초기에 치료받는 것이 좋다. 무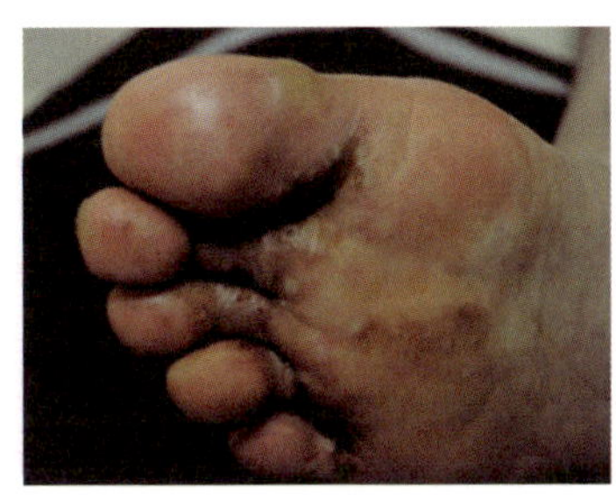 좀이 생기면 발가락 사이가 짓무르고 갈라지며, 세균감염으로 인한 염증이나 악취, 가려움증이 동반된다. 특히 수영장, 사우나, 스포츠센터처럼 따뜻하고 습기가 많은 실내에 자주 가거나 장시간 신발을 신고 근무하는 사람의 경우 무좀에 걸릴 확률이 높으므로 조심해야 한다. 무좀은 외부의 세균에 감염되어 생기는 피부질환이라는 점이 한포진과의 차이점이다.

대상포진

과거에 수두에 걸렸거나 수두 예방접종을 한 사람의 지각 신경절에 잠복해있던 바이러스가 세포면역체계의 변화로 인하여 다시 활성화되어 신경을 따라 내려가 피부감염을 일으키는 질환이다. 발진이 나타나기 평

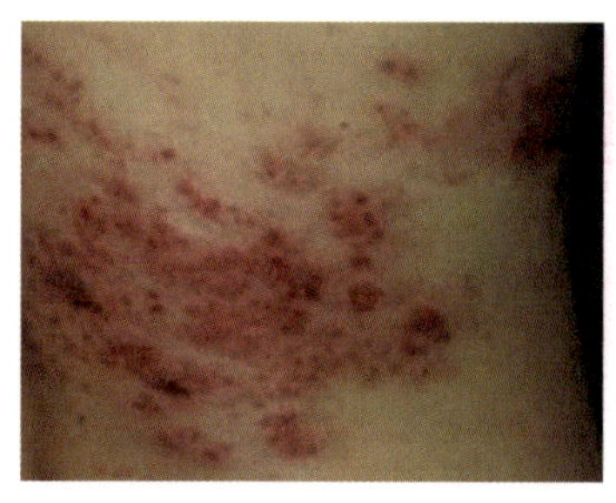

균 4~5 일 전부터 피부절을 따라 동통, 압통, 감각이상이 발생한다. 이와 함께 두통과 권태감, 발열이 동반되기도 한다. 대상포진은 수포가 농포로 진행되며 7~10일 지나면 껍질로 변했다가 떨어져 나간다. 전신 항바이러스제와 진통제 등을 투여하면 2~3주 후 증세가 개선된다.

대상포진은 증세가 전신에 나타나는 바이러스성 감염질환이다. 한포진은 면역력 교란으로 인해 발생하는 면역계 피부질환이므로 이에 적합한 치료를 해야 재발없는 완치가 가능하다.

저는 대학생 때부터 한포진에 시달려 왔습니다. 학생 때는 병원 갈 여유가 없어 가려워도 참고, 가끔은 저절로 사라지기도 해서 그냥 버텼는데 공무원 생활을 하며 일에 치이다 보니 증상이 심해졌습니다.

보기에 흉할 정도로 피부가 일어나고 가려움도 심해져, 병원에서 혈액검사를 하고 치료도 받았지만 만족한 결과를 보지 못했었는데, 인터넷에서 고운결한의원이 좋다는 글을 보고 대구에서 서울까지 1주일에 한 번씩 열심히 치료를 받으러 다녔습니다.

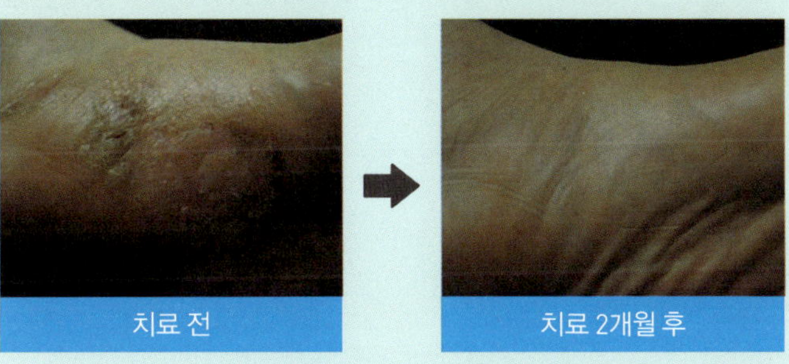

치료 전　　　　　치료 2개월 후

고운결 치료의 가장 좋은 점은 가려운 증상이 초반부터 완화된다는 것입니다. 환부야 옷으로 가리면 되지만, 가려움증은 참기가 힘들었는데, 치료 2주후부터 거의 가렵지 않더군요. 한방병원은 증세를 치료하는 것이 아니라 근본치료를 해준다는 말이 맞는 것 같았어요.

　　전에는 아들놈이 제 발을 보면서 징그러워했는데, 이제는 깨끗해진 발을 보면서 신기해하기도 하고 저보다 더 좋아합니다. 이제는 발을 창피해하며 가리던 일도, 가려움증으로 잠을 못 자는 것도 모두 안녕입니다. 나와 가족의 웃음을 찾아주신 고운결한의원! 정말 고맙습니다.

– 김○○님(공무원)

증상을 통한 한포진 자가 진단법

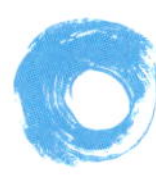

아래와 같은 증상들은 한포진의 대표적인 증상이다. 이런 증상이 나타나면 바로 피부 전문 의료진과 상담하는 것이 바람직하다.

수포

한포진(汗泡疹)은 이름에서부터 알 수 있듯이 작은 물집이 생기는 수포성 질환이다. 땀구멍에 발생하는 물집 모양의 습진이라는 뜻에서 한포진이라는 이름이 붙은 것이다. 한포진의 물집은 화상으로 인한 물집과 달리 아주 작고 단단하며 잘 터지지 않는다. 물집의 색깔은 불투명하거나 붉은색 또는 노란색을 띤다. 이런 작은 물집이 모여 큰 물집을 형성하기도 한다. 물집을 억지로 터뜨리면 주변으로 옮기기 때문에 수포를 섣불리 터뜨려서는 안 된다. 수포가 생기면 환부 치료와 함께 바로 면역치료를 시행해 수포가 생기는 근본원인을 차단해야 한다.

소양감

수포가 발생하면 곧 심한 가려움증과 따가움, 통증이 생기지만 간혹 별다른 증상이 없는 경우도 있다. 가려움이 심하면 밤잠을 이루지 못할 정도가 돼, 이는 곧 수면부족과 만성피로로 이어지기도 한다. 비누 등 자극적인 화학물질과 접촉하면 통증과 가려움은 더욱 심해진다.

각화와 표피탈락

물집이 가라앉으면서 건조해진 피부가 딱딱하게 굳다가 껍질이 벗겨지고(표피탈락) 갈라지면서 피가 나는데, 이때 화끈거림과 진물이 생기면서 병변이 지속되는 경우가 많다. 이 상태에서 치료시기를 놓치면 손톱 주변까지 물집이 생기거나 함몰이 일어나는 등 증세가 더욱 악화된다.

단계별 자가진단법

초기 단계

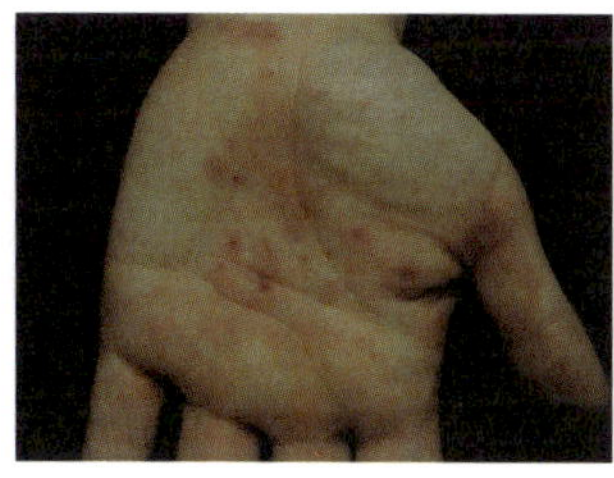

- 손이나 발이 전반적으로 붉어
  지거나 붉은 반점이 생긴다
- 가렵거나 통증이 있다
- 가려운 부위에 하얗게 각질이
  일어난다
- 주부습진이나 무좀과 비슷한 증상이 있다

심화 단계

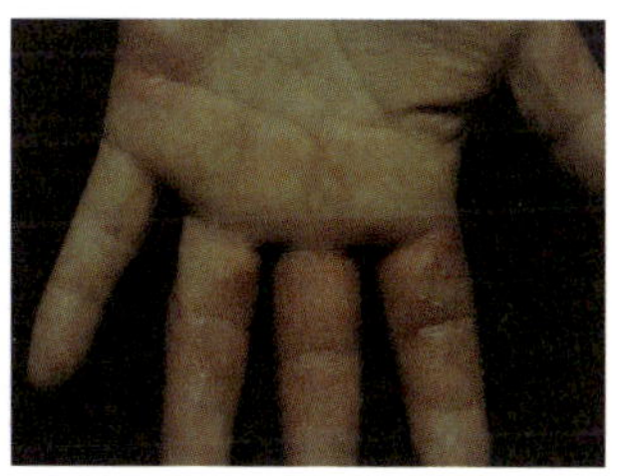

- 각질이 딱딱해지고 노랗게
  변한다
- 작고 단단한 수포가 손,
  발가락 사이사이에 생긴다
- 물집이 흰색이나 노란색으로
  변한다
- 수포가 손등과 손바닥 전체로 퍼진다

악화 단계

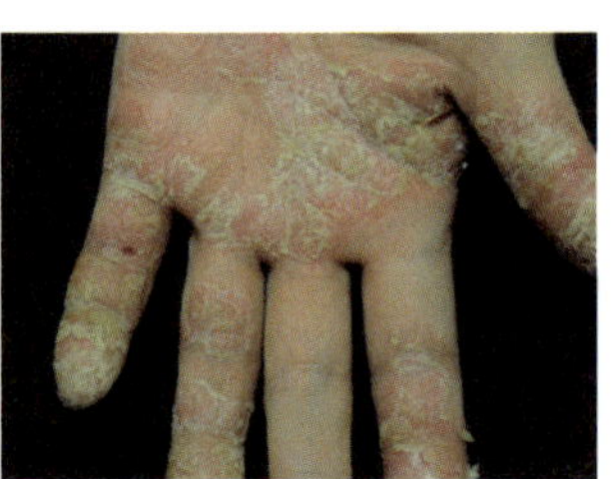

- ✔ 염증이 심해지면서 각질이 벗겨지고 진물이 난다 (염증화)
- ✔ 딱딱해진 피부껍질이 벗겨지고 갈라지면서 피가 난다 (각화)
- ✔ 손톱, 발톱 부위로 병변이 퍼져 함몰되거나 빠진다 (손톱변형)
- ✔ 손상된 피부로 세균이 감염된다 (2차 감염 및 합병증)

한포진 리얼 스토리 6

안녕하세요. 저는 20대 남자이구요. 손바닥의 심한 가려움증으로 고생을 했습니다. 처음에는 가렵기만 하더니 점차 습진이 심해지는 것 같아 별 생각 없이 약국에서 약을 사다 발랐습니다. 그러다 상태가 심해지고 나서야 한포진이라는 병명을 알고 그 심각성을 깨달아 6개월 동안 안 다녀본 피부과가 없을 정도로 열심히 치료했지만 별다른 변화가 없었죠.

피부과에서 처방해주는 약과 연고제를 사용하면 잠깐 나아지는 듯하다 악화되기를 반복했습니다. 나중에 연고제의 성분이 스테로이드제라는 사실을 알게 된 후 피부과 진료를 중단하였습니다.

이후 한포진 인터넷 카페에서 고운결한의원을 알게 됐습니다. 처음에는 피부과가 아닌 한의원에서 한포진을 치료한다고? 하며 의문이 들었지만 후기들을 읽어보니 한방치료로 완치됐다는 글이 많아 고운결한의원을 찾아가게 되었습니다.

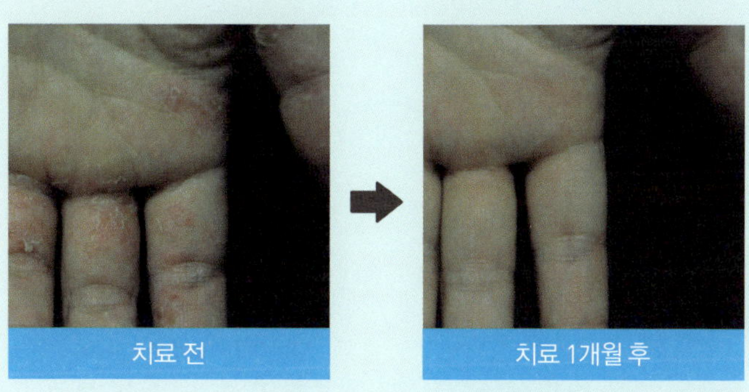

우선 원장님과 상담을 했습니다. 스테로이드제가 아닌 한약을 사용하여 과연 이 가려움이 사라질까하는 생각이 들었지만 1~2주 후에 가려움증이 사라질 것이라는 원장님의 확신에 찬 말씀을 믿고 기다려 보았습니다. 놀랍게도 10일 후부터 가려움증이 사라지고 증세가 나아지는 걸 알 수 있었습니다. 그러고 나서 한 달간 치료를 받은 결과, 제 손이 이렇게 좋아졌습니다. 고운결한의원 모든 분들께 정말 감사드리고요. 번창하시길 바랍니다.

−신○○님(회사원)

한포진의 유형별 종류

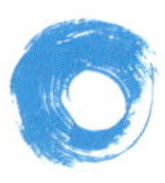

발병 부위별 한포진의 종류

한포진은 주로 손발에 생기는데 세분하면 손바닥, 발바닥, 손등, 발등, 손가락, 발가락, 손톱, 발톱 등으로 나뉜다. 간혹 손목이나 발목까지 확산되는 경우도 있다. 한포진의 증세가 손발에 집중된다는 것은 중요한 지표이다. 한포진과 비슷한 증세가 손이나 발이 아닌 신체부위에 생겼다면 이는 다른 바이러스성 피부질환일 수 있으므로 전문의의 진단을 받는 것이 좋다.

손에 생긴 한포진은 발에 비해 관리와 치료가 쉽지만 겉으로 드러나는 부위라는 점에서 환자에게 정신적 스트레스를 안겨주는 일이 많다. 반면 발 한포진은 지표면과의 지속적인 접촉 때문에 손에 비해 치료가 어려운 편이다.

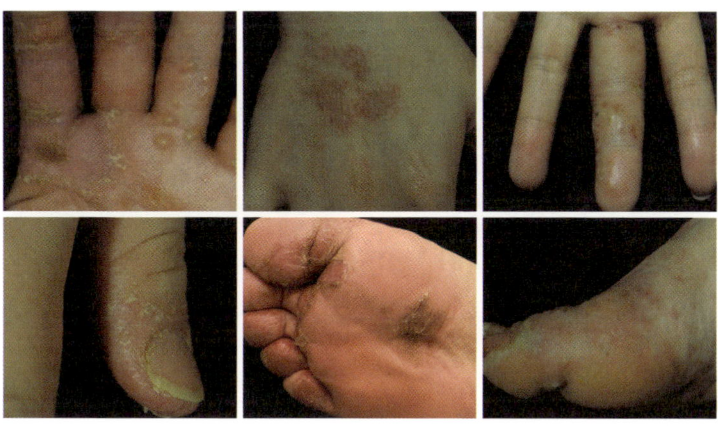

대표적 증상별 한포진의 종류

한포진은 다양한 유형으로 나타나지만 대표적인 기본 증상으로
는 가려움과 수포(물집), 각질, 염증 등이 있다. 증상이 심화된 상
태에서 환부의 상처관리에 세심한 주의를 기울이지 않으면 손상
된 피부를 통해 세균, 바이러스, 진균, 곰팡이 등이 침투해 2차 감
염이 진행되어 합병증이 발생할 수 있으므로 어떤 종류의 한포진
이건 초기 치료가 가장 중요하다.

①각화형 한포진

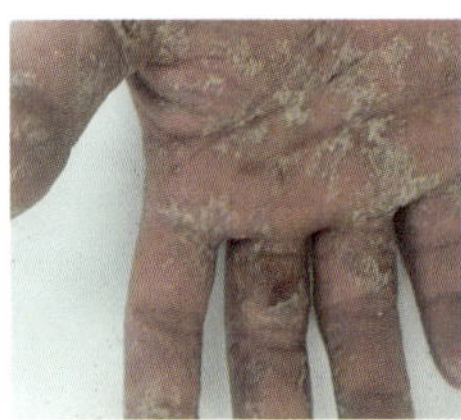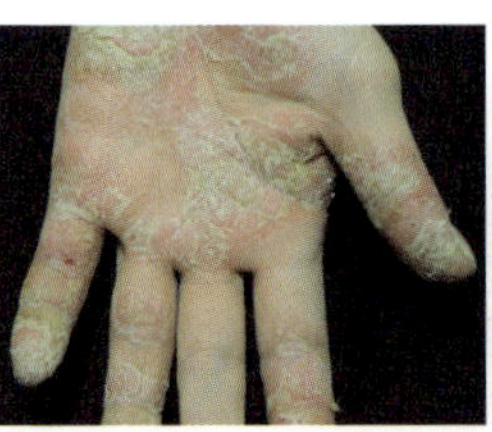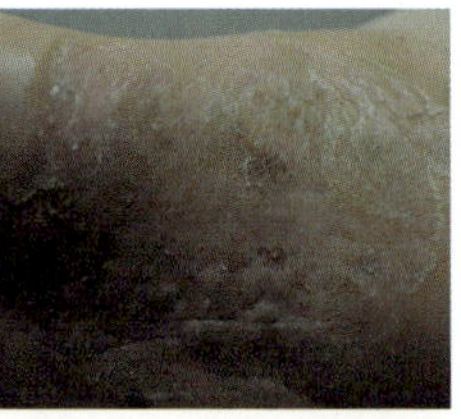

순수한 각화형 한포진은 염증형 한포진과 달리, 발적(붉어짐), 진물, 부종, 열감 등의 증상이 없다. 표피가 각화, 즉 딱딱하게 굳어지다가 껍질이 벗겨지며 다른 곳에 다시 수포가 발생하고, 각화와 탈락 과정을 반복한다. 각화형 한포진과 염증형 한포진의 공통 증상은 '가려움'이다.

각화형 한포진을 치료할 때는 우선 수포 발생을 감소시키고, 이차적으로 가려움을 줄인 뒤 피부 각화를 막고 피부의 건조함을 개선시키는 순서로 진행된다. 반복적으로 생긴 각질로 손과 발의 피부가 두껍고 딱딱해지는 것을 치료하고 피부의 재생을 돕는 것이다. 각화형 한포진을 앓고 있는 환자들은 껍질을 뜯어내는 습관이 있는데 이것은 피부의 손상을 유발하여 감염의 위험성을 높이므로 주의해야 한다. 또한 목욕 돌이나 때수건으로 강압적으로 밀어내는 것도 좋지 않다.

② 수포형 한포진

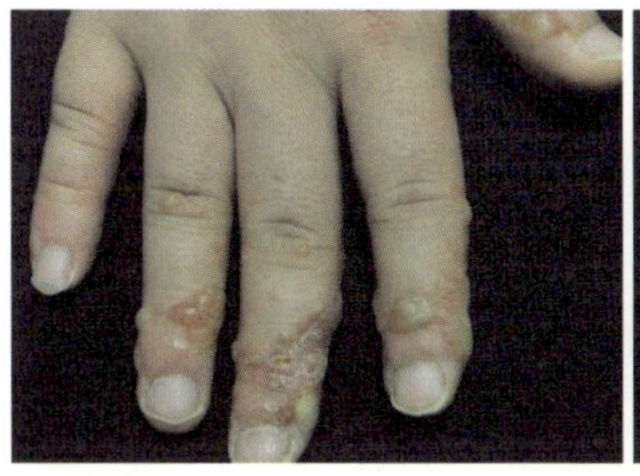 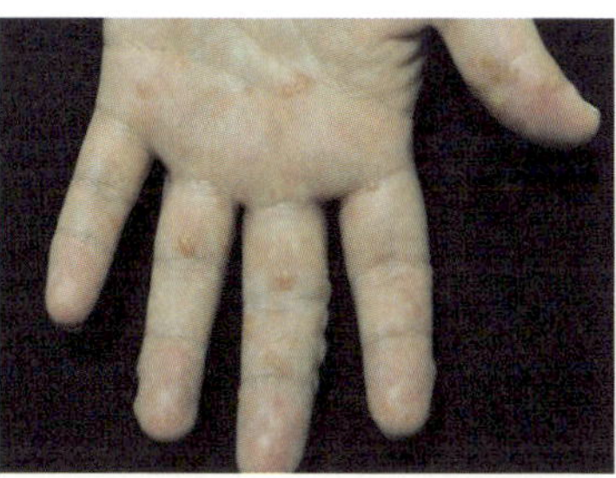

소수포형은 좁쌀 크기의 자잘한 물집이 여러 개 생기며, 땀이 많이 날 때 악화되는 경향이 있고 물집이 형성될 때 심하게 가려운 게 특징이다. 시간이 경과해 물집과 함께 피부가 벗겨지면 가려움이 심해지고 따가운 통증이 생기기도 한다. 물집을 터뜨리면 진물이 나거나 2차 감염이 생길 수 있으므로 일부러 터뜨려서는 안 된다.

③ 수포 + 각화형

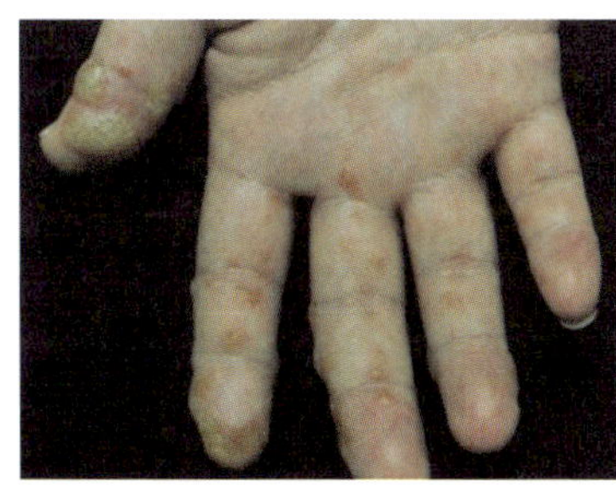 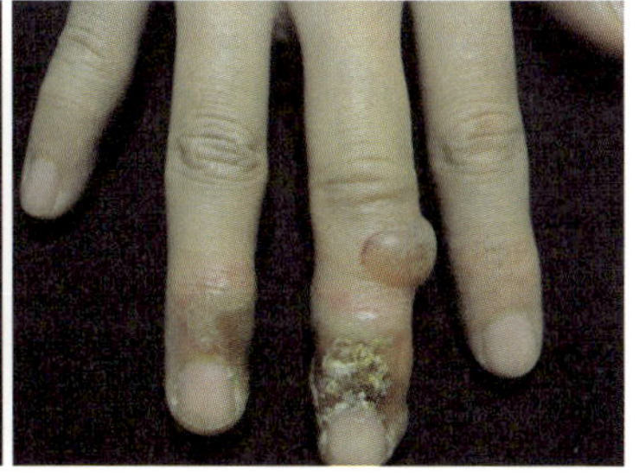

대부분의 경우 수포형에서 각화형으로 발전한 후 두 가지 양상
이 복합적으로 나타난다.

④염증형 (2차 감염형) 한포진

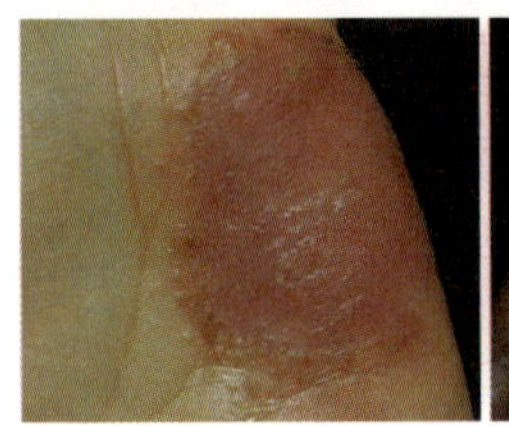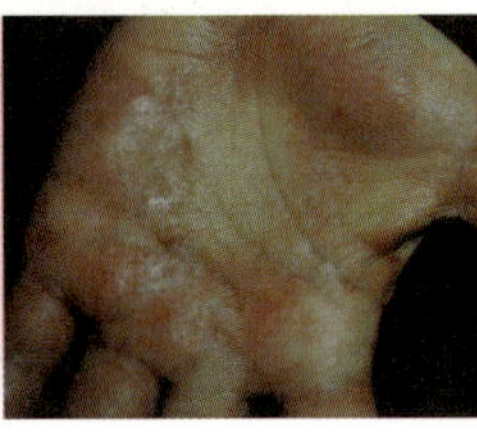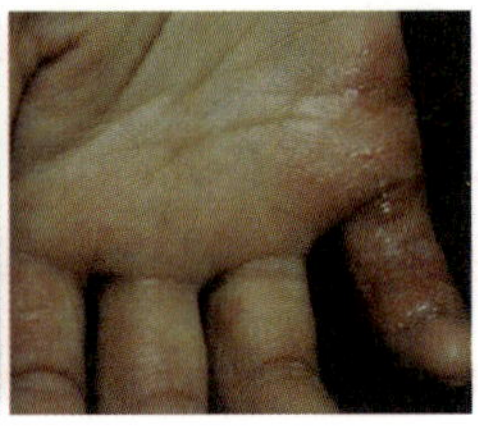

한포진은 심한 가려움이 동반되는 질환이다. 따라서 자주 긁게
되고, 이로 인한 피부손상이 일어나 2차적인 문제를 일으킬 수
있다. 대표적인 문제가 바로 감염이다. 감염은 한포진과는 완전히
다른 방향으로 진행된다. 저절로 낫겠거니 하고 방치하면 이후에
심각한 상황을 초래하기도 한다. 심해지면 손가락을 굽히기 힘들
정도의 염증과 통증이 지속된다.

감염형 한포진의 경우 섣부른 연고의 사용이나 천연약물이라
며 정체모를 액체를 바르는 것은 가장 조심해야 할 행동이다. 이
런 행위는 염증의 진행을 촉진할 수 있으며 자칫 걷잡을 수 없는
감염증상을 유발할 수 있다. 심한 경우 오한, 몸살 같은 증상이
동반되는 전신 감염 증상이 올 수도 있다.

감염이 일어나지 않게 하려면 어떻게 해야 할까?

첫째, 가려움은 의식적으로 통제하기 힘든 증세이므로, 손가락 특히 손톱의 위생에 신경을 써야 한다. 둘째, 민간요법

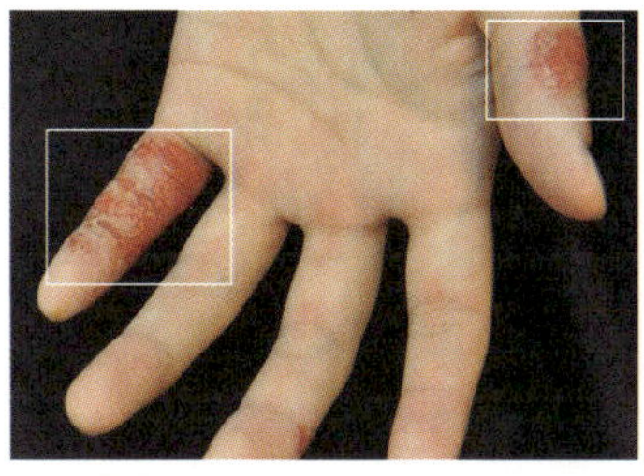

한포진으로 손상된 피부에 2차감염이 일어남

(식초나 목초액 또는 각종 천연약재에 환부를 담그는 방법)이나 자극적인 물질을 환부에 바르는 행위는 매우 위험하다. 셋째, 이미 형성된 한포진으로 인한 염증과 손상된 피부의 상처관리에 소홀해서는 안 된다.

⑤손발톱 변형 한포진

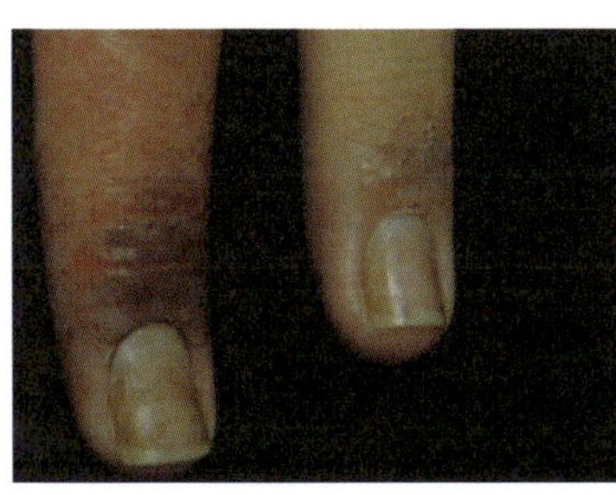

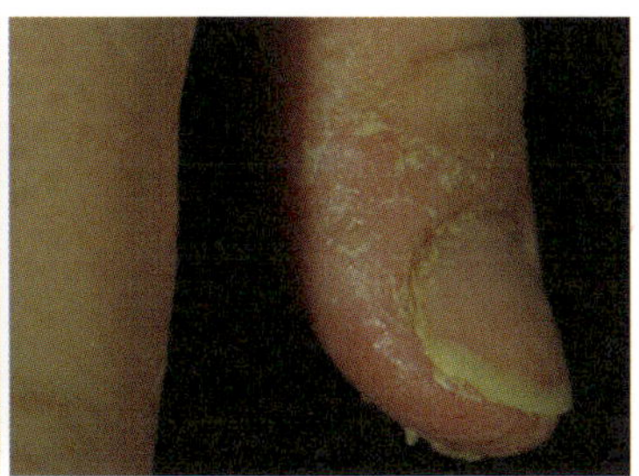

손발톱의 변형은 한포진이 오래 된 경우에 나타나기 쉬운 대표적인 증세이다. 수포와 가려움, 각화와 염증이 반복을 거듭하여 결

국 손톱과 발톱에까지 영향을 미치는 것이다. 방치하여 병을 키울 경우 한포진은 케라틴 성분으로 이뤄진 딱딱한 손톱과 발톱을 변형시킬 만큼 무서운 피부질환이 되기도 한다. 이런 단계에까지 이르면 치료를 포기하는 경우가 많은데 결코 그래서는 안 된다. 초기에 치료하는 것만큼 호전속도가 빠르지는 않지만 제대로 된 진단과 근본 면역치료를 할 경우 한포진은 치료가 가능하다.

지난 여름 발가락 사이에 처음 물집 같은 게 두어 개 생겼을 때, 왜 이렇게 가렵지 하며 피부과를 다녔습니다. 어떤 병원에서는 무좀약을 처방해줬고, 다른 피부과에서는 알레르기성 질환 같다며 스테로이드 연고를 처방해줬지요. 두 연고 다 차도가 없고 오히려 물집이 더 많아지는 것 같더니 결국엔 손바닥, 손가락 사이마다 조그만 수포가 오돌 도돌 생겼어요. 그제서야 심각성을 깨닫고 유명하다는 큰 피부과, 알레르기성질환 전문 내과, 대학병원 등 여기저기 안 다녀본 곳이 없지요.

밤에 가려워서 잠도 못자고, 자다 깨서 얼음 팩을 움켜쥐고 다시 자고, 미친 듯이 긁다가 찬물로 씻기를 반복했습니다. 결국 대학병원 피부과에서 스테로이드 주사를 맞기에 이르렀습니다. 주사 맞고 며칠은 아주 살겠더라고요. 약발이 제대로 받아서 전혀 가렵지 않았거든요. 그런데 일주일쯤 후, 약발이 떨어지니깐 정말 무섭게 후폭풍이 밀려오더군요. 정말 괴로웠습니다. 손은 다 갈라지고, 피도 나고 각질이 떨어졌습니다. 저희 큰 아이는 까칠까칠하고 이상하다면서 제 손도 안 잡았습니다. 게다가 주사를 맞으면서 둘째 아이 모유 수유도 끊을 수밖에 없었지요. 그러다 찾은 곳이 고운결한의원이었습니다.

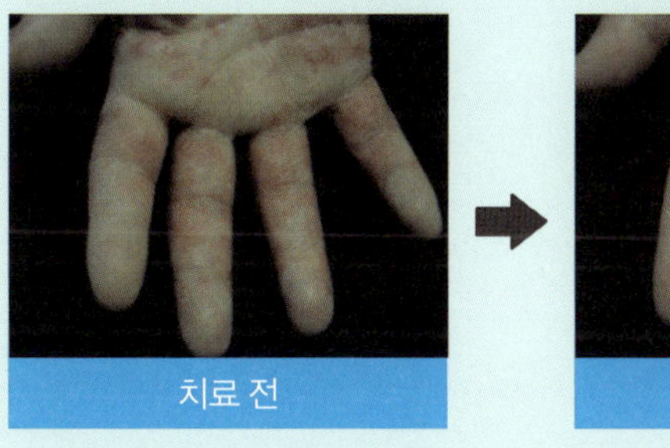
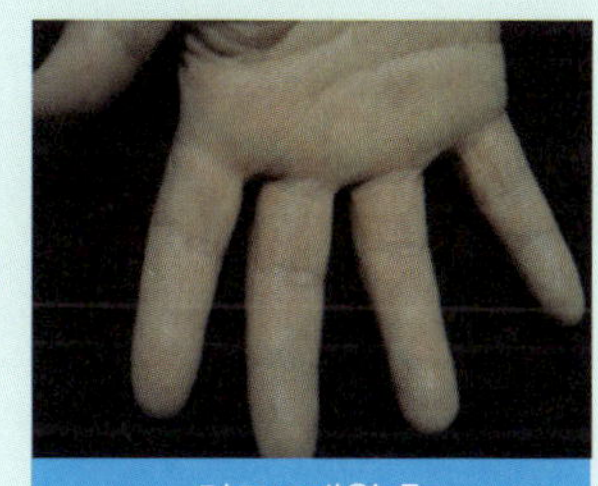

한방으로 치료를 해보자는 생각이 들던 차, 후기들을 보니 왠지 한번 가보고 싶었지요. 별 기대 안하고 간 것이었지만 매일 집에서 한약재로 만든 습포제 치료를 하고, 한약과 침치료를 병행하는 등, 의사 선생님께서 하라는 대로 한 달간 치료를 받았습니다.

일주일에 한번 씩 내원해서 사진을 찍는데 정말 눈에 보일정도로 효과가 있더라고요. 치료 받은 지 일주일 만에 가려움증이 30퍼센

트 정도 줄어서 밤에 깨는 일이 없어졌고 그 다음 주에는 가려움증이 절반 정도로 줄고 각질도 없어졌지요. 지금은 치료 한 달째인데 오늘 다시 두 번째 달 한약을 지었습니다.

물집은 거의 보이지 않을 정도로 사라졌고, 가려움증도 없어졌습니다. 다만 선생님께서 뿌리를 완전히 뽑아야한다며 한 달간 더 치료를 하자고 하여 계속 외용치료 및 한약을 병행할 예정입니다.

저처럼 괴로워서 인터넷으로 한포진을 매번 검색하시는 분께 도움이 되고자 이 후기 남깁니다. 본인이 겪지 않고, 눈으로 이런 글 보면 쉽게 믿지 못할 수도 있지만, 정말 제가 직접 겪은 일이니 도움이 될까 싶어 후기를 남깁니다. 앞으로 정말 한포진이 다시는 발생하지 않기를 바랍니다.

-오○○님(주부)

2장

한포진 완치,
어렵지 않아요!

올바른 진단이 치료의 첫 걸음

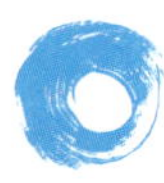

상담과 진료는 어떻게 이루어질까?

한포진 증상으로 고운결한의원에 내원하면 1:1 맞춤 치료를 위해 환자의 심신 상태를 상세히 파악한다. 한포진 증상은 겉으로 보기에는 비슷비슷해도 그 내부 유발인자가 모두 다르기 때문에 올바른 치료를 위해서는 진단하고 분류하는 단계가 매우 중요하다. 고운결한의원에서는 1차 상담을 거쳐 쿼드-더블 설문지를 작성한 후 원장진과의 문진, 복진, 맥진을 거치게 된다.

쿼드-더블 분류법이란?

쿼드-더블 진단은 고운결의 독자적인 체질 분류법으로, 똑같은

1:1 맞춤 근본치료를 위한 쿼드-더블 진단분류

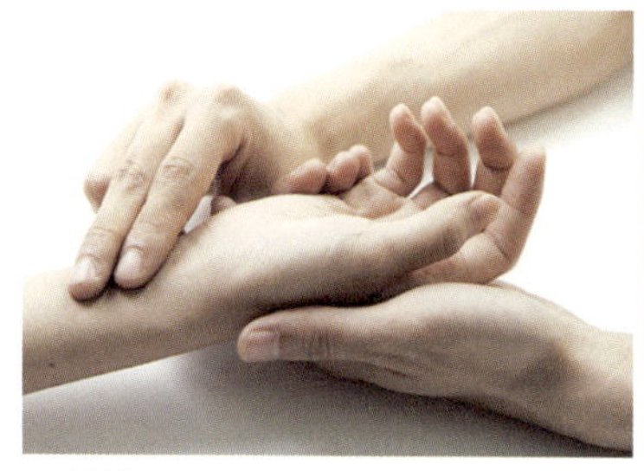

✔ 진맥

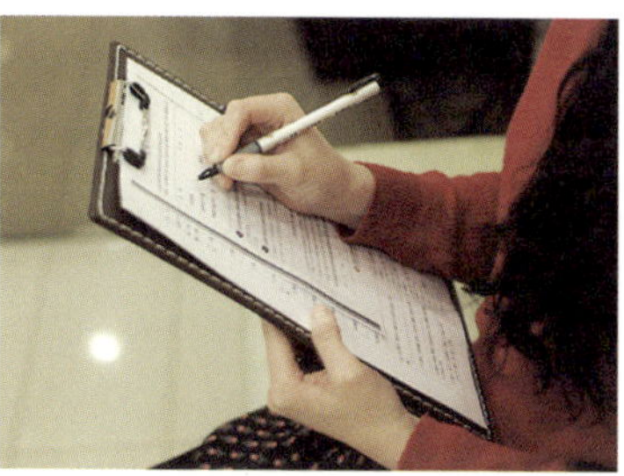

✔ 쿼드-더블 설문지 작성

병이라도 원인과 병리가 다르면 치료법 또한 달라져야 한다는 개념을 바탕으로 하고 있다. 인체의 피부질환은 4가지 유형의 생리적 특성과 4가지 유형의 병리적 뿌리의 결합에서 시작된다. 그 생리적, 병리적 차이에 따라 개개인의 성격과 생활습관, 배변형태, 식욕, 소화력 등 이 달라지는 것이다.

피부질환은 병의 원인과 생리적, 병리적 특성에 딱 맞는 정확한 치료를 적용해야 근본원인이 해소되고 재발을 막을 수 있다. 질환이 같고 증세가 비슷하다고 해서 획일적인 치료법을 적용하면 치료결과가 좋을 수도 없고 재발 가능성을 피할 수 없게 된다.

나는 어떤 체질에 속할까?: 쿼드-더블(4 Type-4 Etiology) 분류표

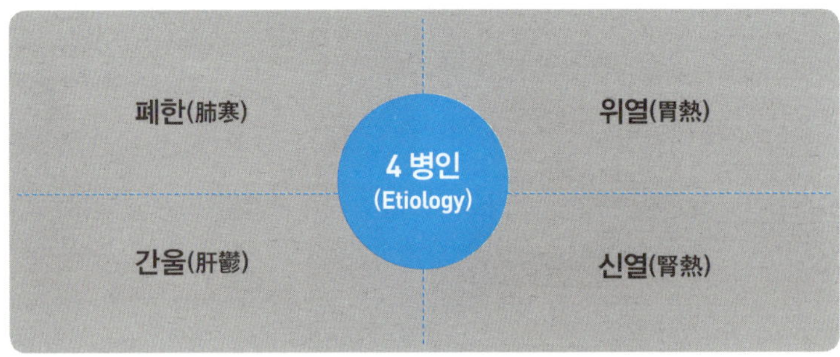

4 체질(Type) : 목형(Ⅰ형) - 화형(Ⅱ) - 금형(Ⅲ) - 수형(Ⅳ)

목형(Ⅰ형)	화형(Ⅱ)	금형(Ⅲ)	수형(Ⅳ)
큰 체형(상하체 균형)	상체발달 체형	마른 체형	작은 체형(하체 발달)
열이 많다	식욕 항진	식욕 저하	식욕 별로
식욕 항진	소화 양호	소화 불량	소화 별로
소화 항진	공복 쓰림, 위염	땀이 없는 편이다	약한 체력
땀이 많다	땀이 별로	성격이 예민하다	땀이 별로
성격이 괄괄하다	성격이 예민하다	과민성 대장	성격이 예민하다
목소리가 크다	성격이 급하다	자주 어지럽다	꼼꼼하다
사교적이다	수면 불량	가슴이 두근거린다	변비 경향
피부 특징			
급성 ≫ 만성	급성 > 만성	금성 < 만성	급성 ≪ 만성
붉은 색	붉은 색	칙칙한 환부	칙칙한 환부
가려움 동반	가려움 동반	가려움 별로	가려움 약하게 동반
화농성, 염증성	염증성, 잦은 재발	만성화	잦은 재발, 장기 만성화

각종 의료기기를 통한 진단

쿼드-더블 진단에 이어 피부와 두피 등의 질환 원인과 증세를 보다 정확하게 파악하기 위해 각종 첨단 의료기기를 이용한 2차 진단을 한다.

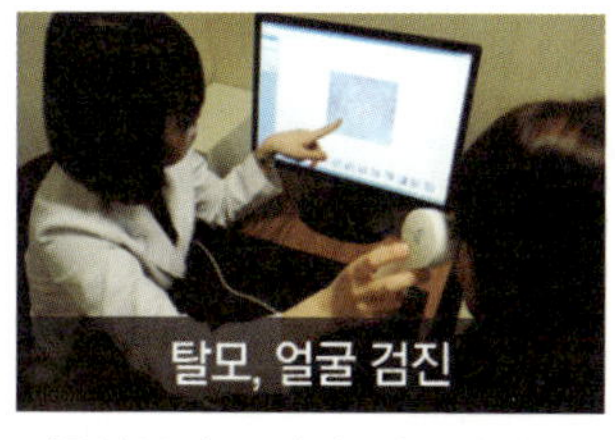

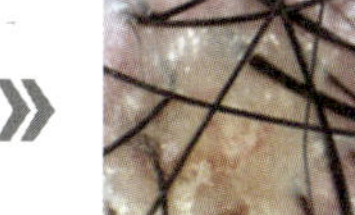 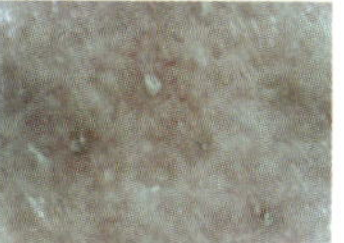

지루성 두피, 모낭염, 지루성 피부염, 피부염, 탈모에 대한 검사

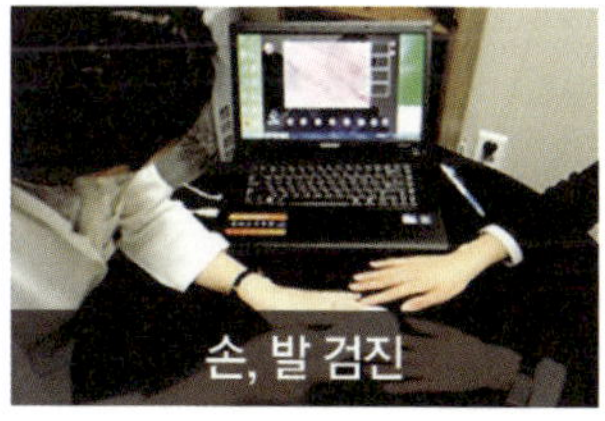

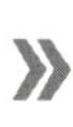 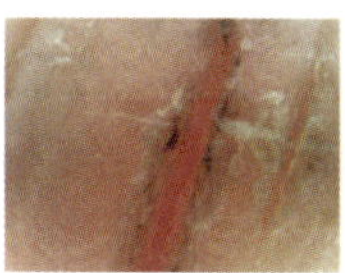 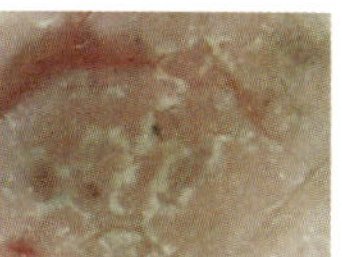

한포진, 주부습진, 백선, 손발톱 무좀 등 손발 피부질환에 대한 현미경 검사

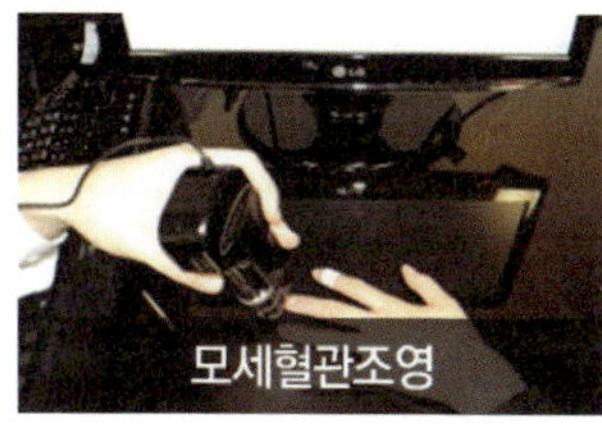

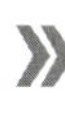 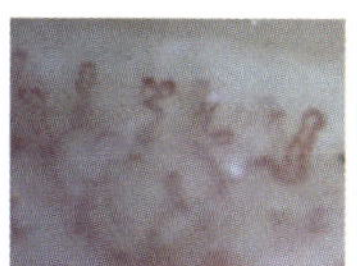 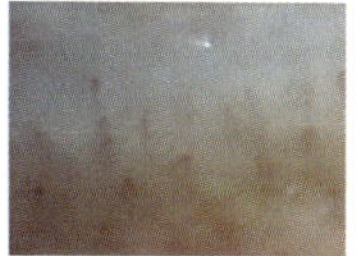

한포진, 주부습진, 백선, 손발톱 무좀 등 손발 피부질환에 대한 모세혈관 검사

쿼드-더블 4체질에 따른 피부질환 유형

목형(I형)

급성으로 발병하는 경향을 보이며 발적이 짙은 붉은 색인 경우가
많다. 가려움증을 많이 호소하며 화농성, 염증성으로 발전하기
쉽다.

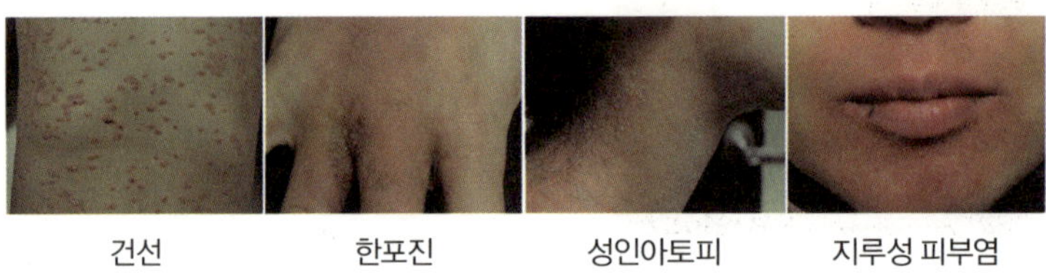

| 건선 | 한포진 | 성인아토피 | 지루성 피부염 |

화형(II형)

급성으로 발병하는 경향을 보이며 발적이 붉은 색을 띠고, 가려
움증과 염증을 동반한다. 재발이 잘되는 것이 특징이다.

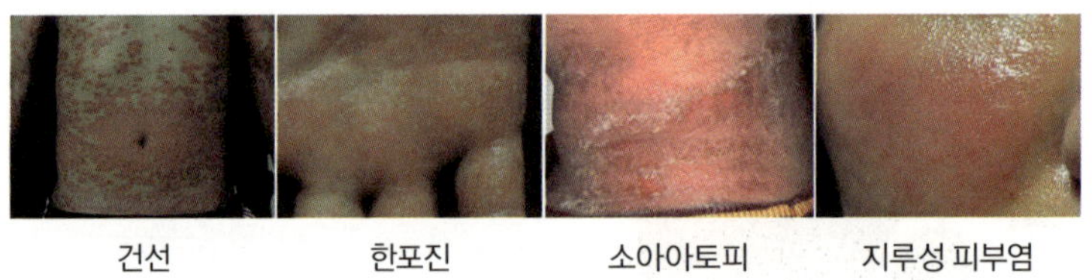

| 건선 | 한포진 | 소아아토피 | 지루성 피부염 |

금형(Ⅲ형)

환부의 색이 어둡고 칙칙하다. 가려움과 염증은 적은 대신 질환이 만성화 경향을 보인다.

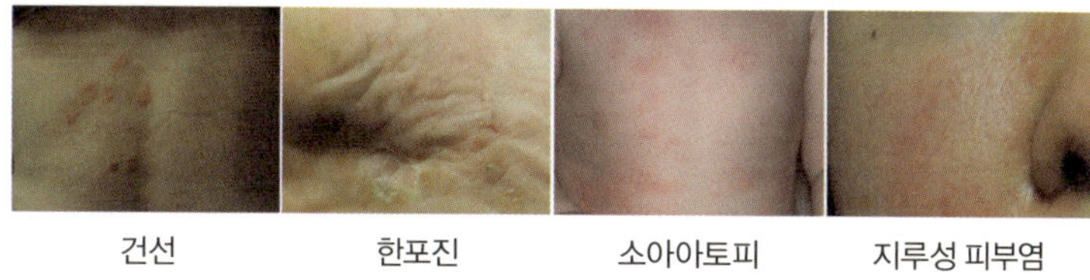

| 건선 | 한포진 | 소아아토피 | 지루성 피부염 |

수형(Ⅳ형)

환부의 색이 어둡고 약한 가려움을 동반한다. 재발이 잦으며 만성화되는 경향이 있다.

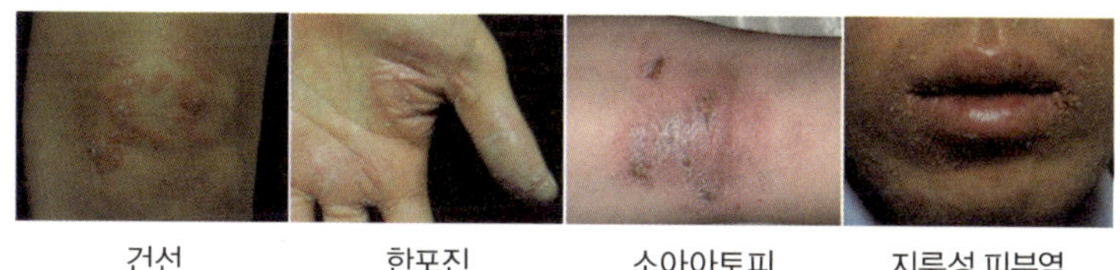

| 건선 | 한포진 | 소아아토피 | 지루성 피부염 |

안녕하세요. 현재 한포진 치료중인 환자입니다. 과정중이지만 후기를 남기고 싶어 글을 씁니다. 저와 같은 고통을 겪는 분들에게 도움과 위안이 될까 해서요. 저는 자신의 병명도 모른 채 10년을 살았습니다. 그냥 손발 습진이겠거니 하고 생각했습니다.

작은 수포가 손가락 마디마다 생기고, 그때마다 피부과를 찾았습니다. 피부과 치료를 받아보신 분들은 알겠지만 효과가 정말 드라마틱합니다. 주사 맞고 약 복용하면 거짓말처럼 나으니까요.

평균 1년 주기로 한 번에 한 달 가량 스테로이드 약을 복용했죠. 해가 거듭할수록 주기가 점점 줄어들더군요. 아마 시간이 흐를수록 스테로이드의 강도도 높아졌을 것입니다. 여러 병원을 전전하다 결국 올 초 대학병원까지 가게 됐고 거기서 제 병명이 한포진인 걸 알았습니다.

너무 늦게 안건 아닐까? 정말 후회스럽더라고요. 왜 진작 정확한 병명을 찾지 않았을까 하고 말입니다. 그도 그럴 것이 한포진은 1년 365일 증상이 나타나는 것이 아니니 발병할 때마다 치료하면 된다는 생각으로 대수롭지 않게 여겼거든요.

대학병원에서 처방해준 약은 '사이폴엔'이라는 면역억제제였습니다. 면역억제제는 효과가 더 강력했지만 증상이 호전됐을 뿐, 완치된 것은 아니었습니다. 8개월쯤 후 대학병원에서 부작용의 우려가 있다며 이 약조차 먹지 않을 것을 권했습니다. 약을 끊자마자 다시 수포가 올라오기 시작하더군요. 이십대 후반의 여성으로서, 결혼과 임신 등 많은 부분을 고려했을 때 한방치료로 근본적인 해결을 해야겠다는 데 생각이 미쳤습니다. 이렇게 해서 찾게 된 곳이 고운결한의원입니다.

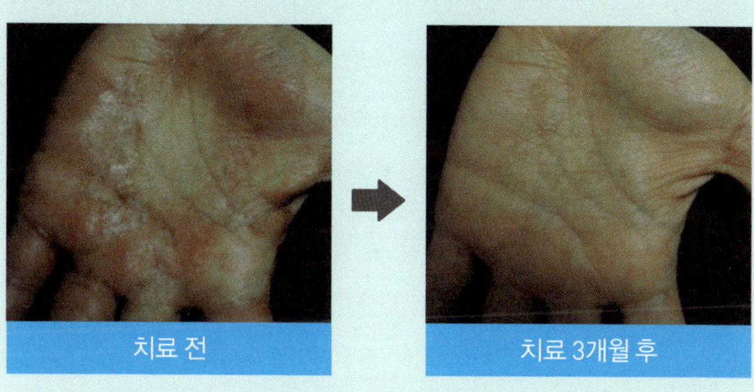

치료를 받으며 증세가 호전되어가고 있었는데 해외출장으로 환경이 변하면서 상태가 나빠졌습니다. 2차감염도 일어났죠. 아마도 환경변화와 더불어서 그동안 스테로이드로 눌러왔던 증상이 봇물 터지듯 터진 게 아닌가 생각됩니다. 심해진 한포진의 상태는 말로 표현하기 힘들 정도였습니다.

증세가 손바닥 전체와 손등으로까지 번졌고 물집 또한 50원 짜리 동전만한 것이 생기고, 맨살이 보이지 않을 정도로 심각했습니다. 가려움과 통증이 말도 못했어요. 손목을 고무줄로 묶어 피가 통하지 않는 느낌이라고나 할까요. 잠도 제대로 잘 수 없고 씻는 것, 젓가락질조차 할 수 없었습니다. 죽고 싶은 심정까지 들었으니 말 다했죠. 사람을 만나는 것도, 친구를 만나는 것도, 집밖으로 나가는 것도 힘들었습니다.

한포진과 함께 우울증까지 걸릴 판이었습니다. 다행히 다시 귀국하여 고운결한의원을 다니면서 원장선생님의 위로와 치료가 저를 살렸습니다. 진료 보실 때마다 깨끗이 나을 거니 걱정 말라는 말씀을 해주셨고, 저에게 믿음을 주셨습니다. 원장님의 응원에 저도 힘을 내어 고주파 치료를 병행하고 꾸준히 약을 먹고, 매일 저녁 두 시간가량 약 바르고, 식이요법 잘 지키면서 벌써 두 달을 넘겨 오고 있습니다.

현재, 육안으로는 언제 그랬나 싶을 정도로 호전되었습니다. 워낙에 오랜 기간 가지고 온 질병이라 미미한 정도로 올라왔다 사라졌다를 반복하고 있지만 재발없이 완치되리라 믿고 있습니다.

– 이○○님(회사원)

고운결한의원 한포진 치료의 특징

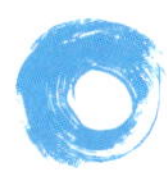

1:1 맞춤 쿼드-더블 탕약

똑같은 한포진 증세를 보이는 두 명의 환자가 있다 하더라도 환자 개개인의 생리적 특성과 병리적 단계에 따라 진단과 치료법이 달라져야 한다는 이론에 따라 처방되는 탕약이다. 병명과 증세가 같다고 해서 똑같은 처방의 한약을 복용해서는 안 된다. 또한 쿼

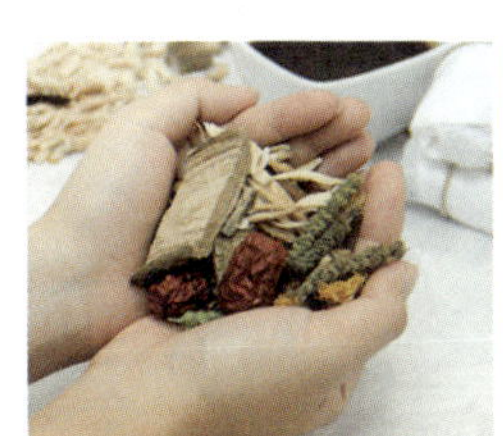

無스테로이드

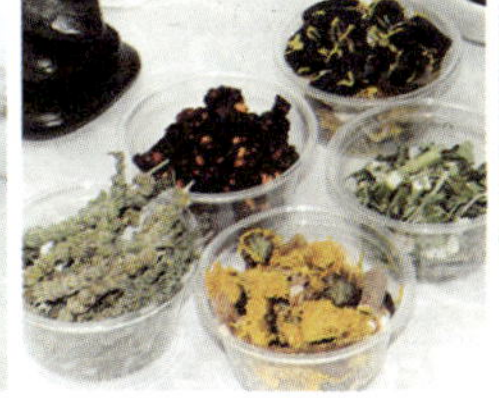

천연 한약재

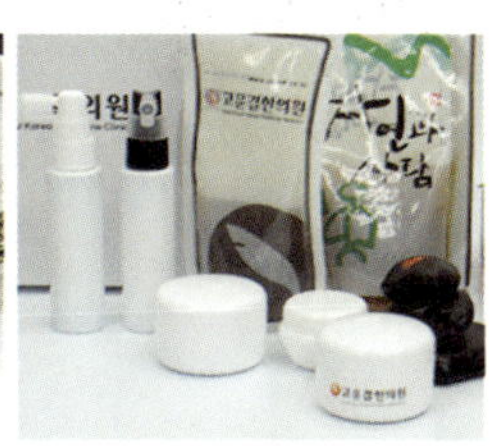

맞춤 탕약/외용재

드-더블 탕약은 스테로이드 성분, 첨가제, 방부제 등의 우려가 전혀 없는 천연 한방추출물로만 조제하여 흡수율과 치료효과를 높인 것이 특징이다.

쿼드-더블 발효 해독환

오랫동안 스테로이드를 복용한 환자의 경우, 스테로이드를 중단하는 과정에서 필연적인 리바운드 현상이 일어난다. 쿼드-더블 발효 해독환은 리바운드 증상을 빠른 시간 내에 안정시키는 역할을 하는 약이다. 천연한약재를 발효시켜 체내 흡수율을 높이고 유해물질을 몸 밖으로 배출시켜 가려움증과 염증을 신속하게 가라앉히는 작용을 한다.

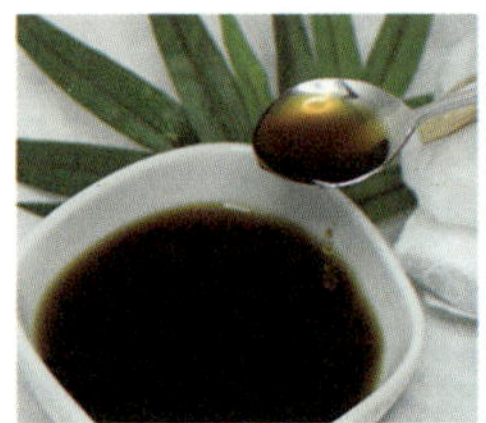

맞춤탕약

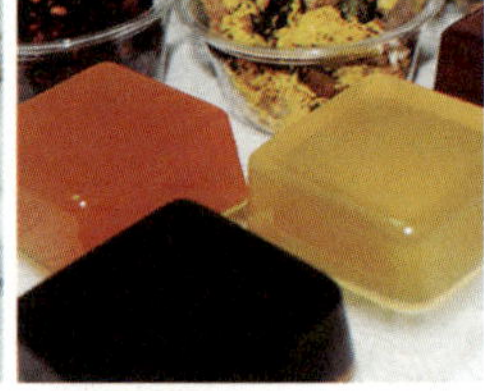

콜라겐한약

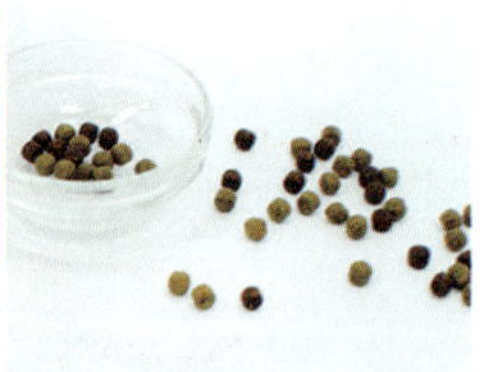

맞춤환약

1:1 맞춤 외용치료

환자들이 가장 괴로워하는 한포진 증상인 가려움증을 신속하게 완화하기 위한 치료법이다. 외용제 역시 천연한약재 성분을 기본으로 하여 항염, 항균 성분의 천연 오일을 적당량 혼합한 것을 기본 제형으로 한다. 여기에 피부 증상의 유형, 환자의 병리적 단계와 체질적 특성에 따라 맞춤 발효효소와 한약재 성분이 추가 처방된다.

Skinex 1~3 단계별 백결 외용 치료법

가려움을 동반한 광범위 소양성 피부질환에 대한 외용치료법이다. 환자에 따라, 증상의 유형에 따라 개별 처방되는 개인 맞춤형 치료법이다.

AMTS 백결초 미세산침

수백 개의 미세 산침으로 구성된 AMTS를 통해 면역력을 강화하는 한편 피부의 재생을 돕는다.

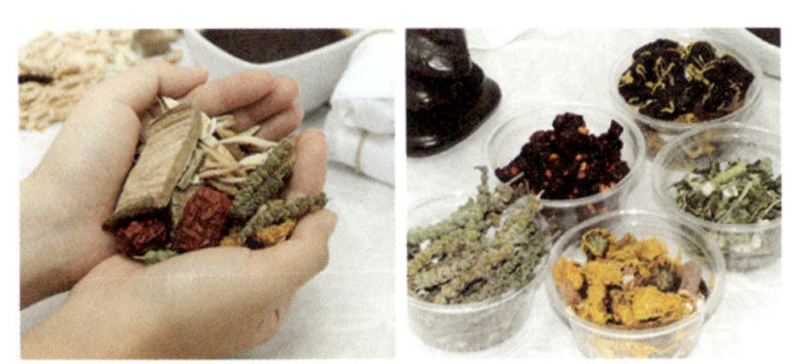

백결 외용재의 원료 약재

피부 타입별 치료 키트 30

피부타입 진단 결과에 따라 환자에게 가장 적합한 맞춤형 외용 치료 키트를 사용한다.

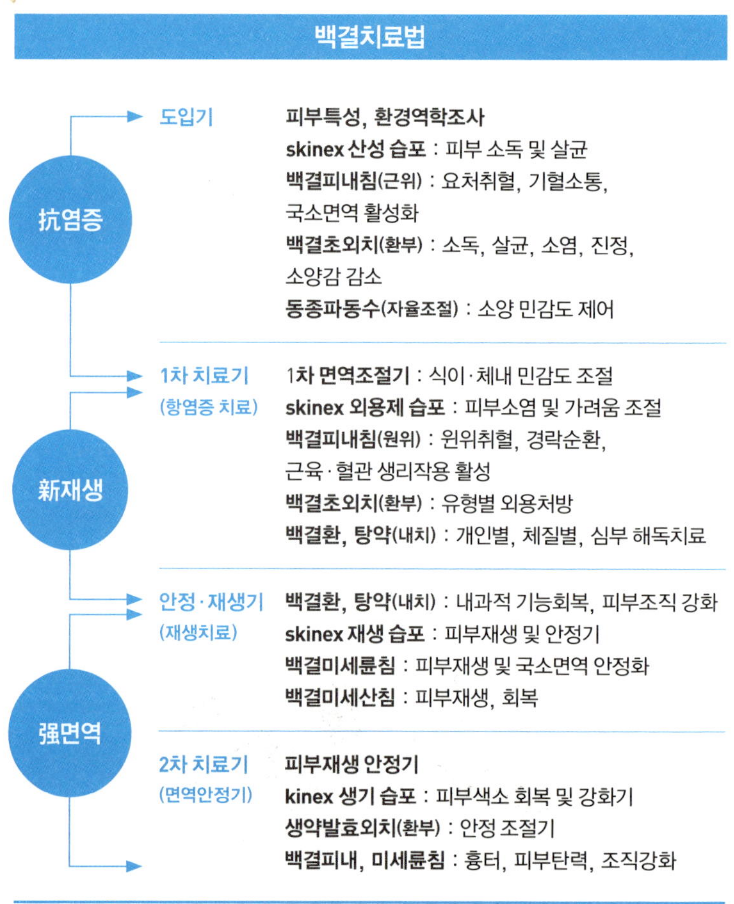

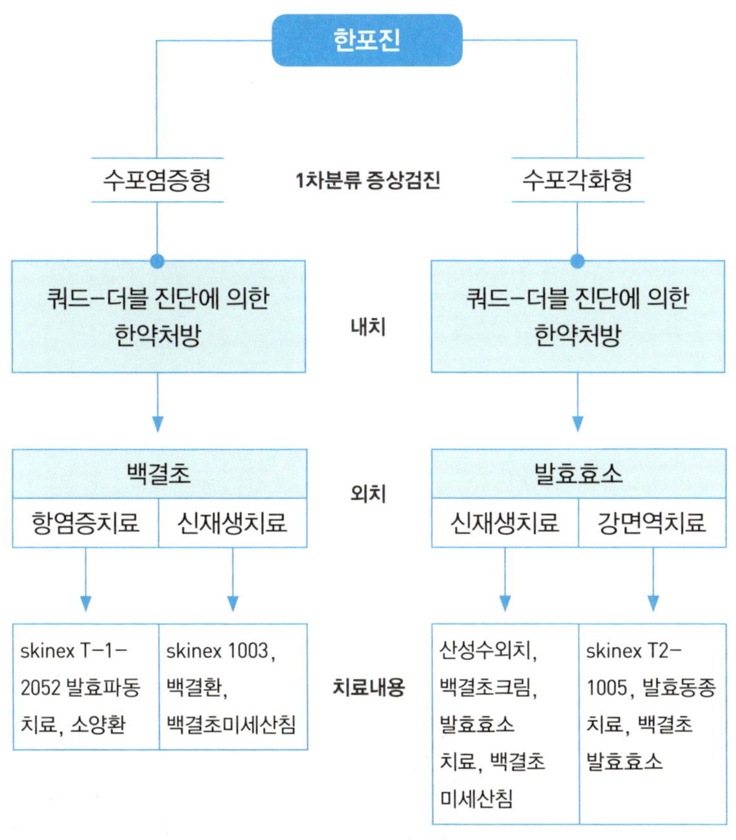

한포진
수포염증형
1차분류 증상검진
수포각화형
쿼드-더블 진단에 의한 한약처방
내치
쿼드-더블 진단에 의한 한약처방
백결초
외치
발효효소
항염증치료
신재생치료
신재생치료
강면역치료
skinex T-1-2052 발효파동치료, 소양환
skinex 1003, 백결환, 백결초미세산침
치료내용
산성수외치, 백결초크림, 발효효소치료, 백결초미세산침
skinex T2-1005, 발효동종치료, 백결초발효효소

안녕하세요. 지난 여름에 치료를 받았던 사람입니다. 그때 손이 너무 간지럽고 보기도 흉해서 괴로운 상태로 방문했었는데 지금 왼손은 거의 완치가 됐어요. 한포진이 있었던 손가락과 정상적인 손가락을 구분할 수 없을 정도입니다. 오른손도 마지막 마디에만 조금 남아 있을 뿐 거의 다 나았어요.

원장선생님이 더 치료해야 한다고 했는데 일이 바빠서 중단해버렸네요. 그래도 지금 거의 정상으로 돌아와서 이제는 거의 한포진이라는 것을 느끼지 않고 삽니다. 지난 2년 동안 병명이 뭔지도 모른 채 불편하게 살았는데, 연고 한번 바르지 않고 한약으로 이렇게 치료됐다는 것이 무척 신기할 따름입니다. 잘 치료해주셔서 감사하다는 말씀 남깁니다.

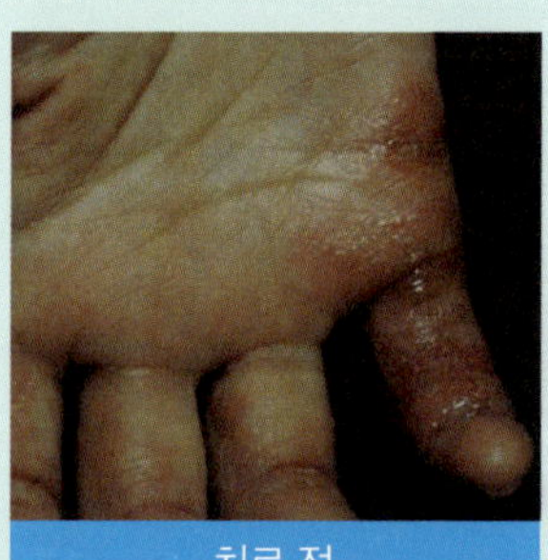

치료 전

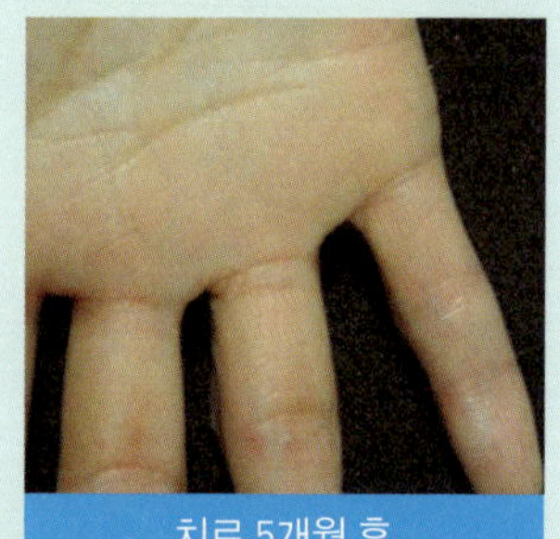

치료 5개월 후

– 정○○님(회사원)

쿼드-더블 분류에 따른 치료사례

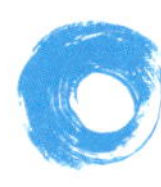

▌화(火)형 + 간위열

스트레스가 아주 심한 상태로 방문한 여성분이다. 주말까지 일해야 할 만큼 업무량이 많은데 그 때문인지 한포진 증세도 심해졌다고 한다. 손바닥과 손끝의 껍질이 벗겨지고, 소양감과 통증이 동반된 상태. 3년 전 발생하여, 컨디션에 따라 증상이 사라졌다 나타나기를 반복하다가 증세가 심해졌다. 늘 시간에 쫓기다보니 급히 밥을 먹고, 긴장한 상태로 지내다 집에 오면 잠이 오지 않아 거의 매일 수면제에 의존했다고 한다.

이 환자는 한포진 뿐만 아니라 위염, 수면장애 등의 복합적인 문제 해결이 필요했다. 광선요법, 침치료, Skinex 치료로 피부의 외적 항염치료 및 재생치료를 진행하고, 백결초 크림을 처방해 평상시에도 자주 바르도록 했다. 환자는 백결초 크림만으로도 가려움이 많이 완화됐다고 좋아했다. 4개월 후 새 살이 올라왔고 소양감 및 통증도 완전히 해결됐다. 무엇보다 맞춤 제조된 한약이 내부 기혈순환에 도움이 되어 수면제 없이도 숙면을 취하게 됐다.

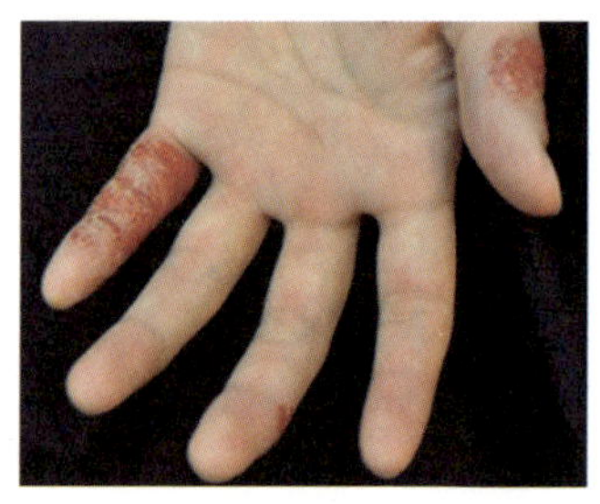

치료 전

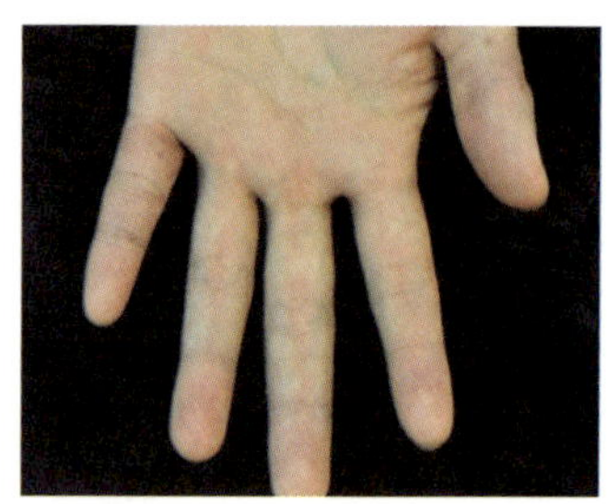

치료 후

l 목(木)형 + 간위열

10여 년 전부터 발바닥 한포진으로 고생하다 고운결 서초 본원으로 내원한 환자분이다. 6개월 전부터 증상이 심해져 피부과 연고를 사용했지만 재발이 잦아 한방치료로 눈을 돌렸다. 땀과 열이 많고 상당히 사교적인 성격을 지닌 분으로 쿼드-더블 진단에 의해서 'l 목형+ 간위열형'으로 진단됐다.

생리적, 병리적 특성에 맞춰 한약과 백결외용치료제 skinex105

와 1002를 병행 처방했다. 석 달 동안의 치료 결과 각화와 가려움, 염증 모두 호전되었으며 피부도 정상에 가까울 정도로 회복됐다.

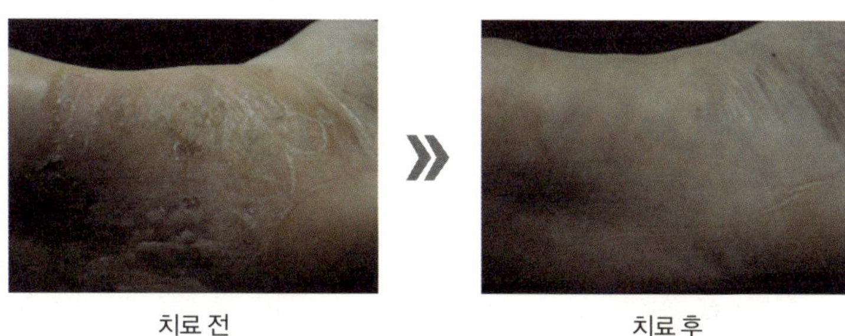

치료 전   치료 후

I목(木)형 + 간열

5년간 한포진으로 고생한 환자분이다. 앓고 있는 증상이 한포진이란 것을 알게 된 지는 1년 정도 되었으며 병원에서 4개월간 치료 하였지만 계속 증상이 악화되어 고운결한의원으로 내원했다. 이 분의 쿼드-더블 체질은 'I목(木)형+ 간열형'으로 땀이 많고 더위를 심하게 타서 겨울에도 찬 물을 마셔야 할 정도. 소화력이 좋아 속이 비면 곧 속 쓰림을 느끼며 공복을 견디지 못해 무엇이라도 먹어야 한다. 아랫배에 가스가 많이 차고 오후가 되면 피로감이 심해진다.

　이 분은 오랜 기간 스테로이드 연고를 사용해온 터라 리바운드 증상과 한포진 부위의 감염으로 인해 치료 중 어려운 시기를 겪었지만, 한약 처방과 Skinex 외용치료를 병행하여 4개월 만에 깨끗하게 치료됐다.

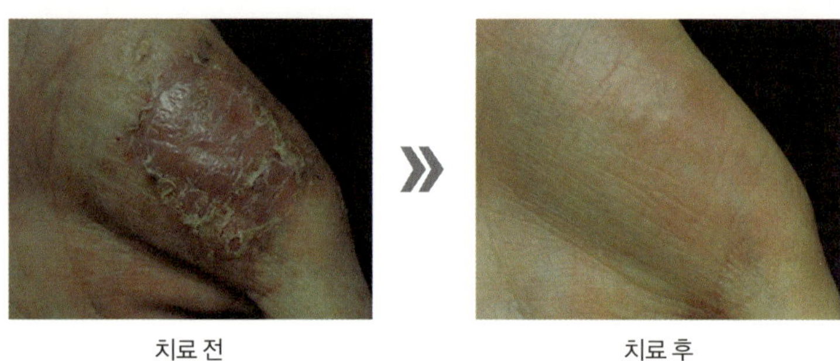

치료 전　　　　　　　　　　　치료 후

Ⅳ 수(水)형 + 위한신열

2년 간 한포진을 앓았다. 주로 손가락에 물집이 잡히면서 가렵고, 붉게 염증화 되다가 곧 각화되면서 벗겨지는 증상이 있었다. 처음에는 손가락 부분에 조금씩 생기다가 차츰 손목 접히는 부분까지 번지면서, 피부과 치료를 중단하고 근본치료를 위해 고운결 한의원으로 내원했다. 쿼드-더블 진단 결과 'Ⅳ 수형 + 위한신열형'으로 분류됐다. 추위를 잘 타고 소화기능이 약하며 땀을 거의 흘리지 않고 손발이 찬 특징을 가지고 있다.

체질에 맞는 한약을 처방하고, 외용제 치료를 병행하면서 면역력 안정화를 도모한 결과 3개월 반 정도의 시간이 흐른 후 말끔한 피부의 모습을 찾을 수 있었다.

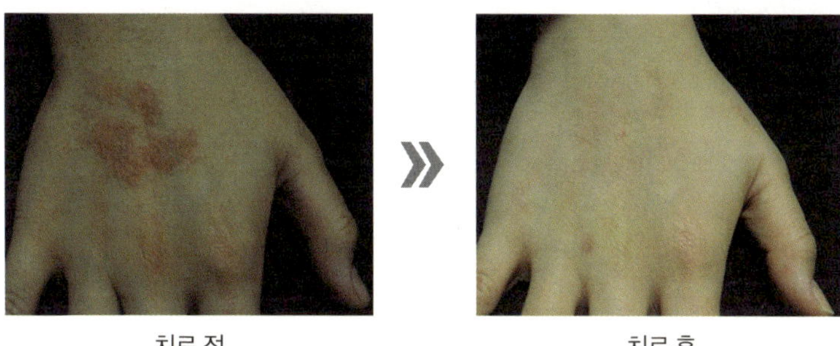

치료 전　　　　　　　　　　치료 후

복합형

오래전부터 한포진을 앓아왔으나 별다른 치료 없이 지내다가 1년 전부터 증상이 점차 악화되어 피부과 치료를 6개월 간 받다가 점점 증세가 악화돼 고운결한의원에 내원한 40대 여성이다.

쿼드-더블 진단 시 여러 가지 병리가 뒤섞여 있어, 치료가 만만치 않았다. 우선 가장 시급한 문제의 병리를 풀어주는 한약 처방을 시작으로 피부의 재생, 소염을 도와주는 Skinex 외용치료를 병행했다. 증상이 심한 편이라 Skinex 3단계 치료법이 적용됐다. 4개월 후 완전히 깨끗하게 치료되어 수포나 가려움, 각화 등의 증상이 모두 소실됐다.

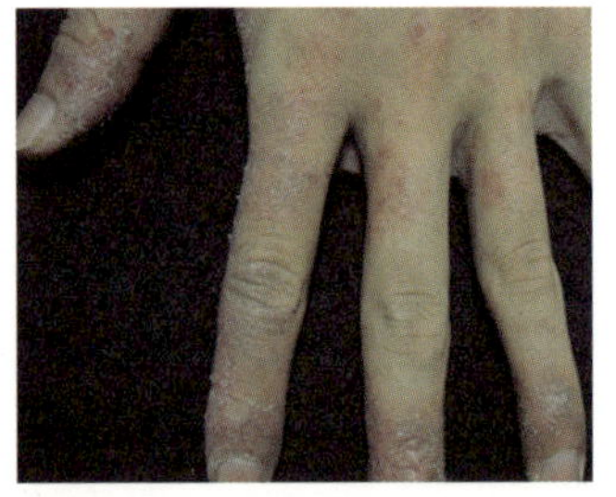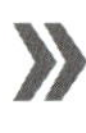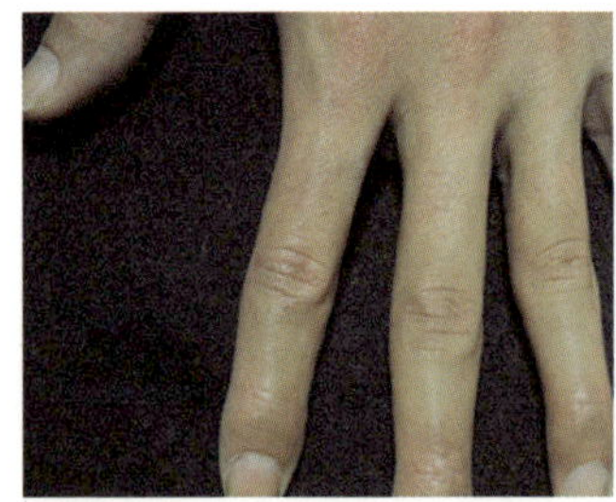

치료 전　　　　　　　　　　　　　치료 후

| 목(木)형 + 간울

오래 전부터 발가락에 생긴 한포진으로 동네 피부과와 대학병원에서 치료했으나 계속 심해져 고운결 서초본원으로 내원한 20대 남성 환자분이다. 치료 전 엄지발가락 주위로 큰 수포와 염증, 각화가 진행되고 붉게 발적된 모습을 볼 수 있었다. 또한 극심한 가

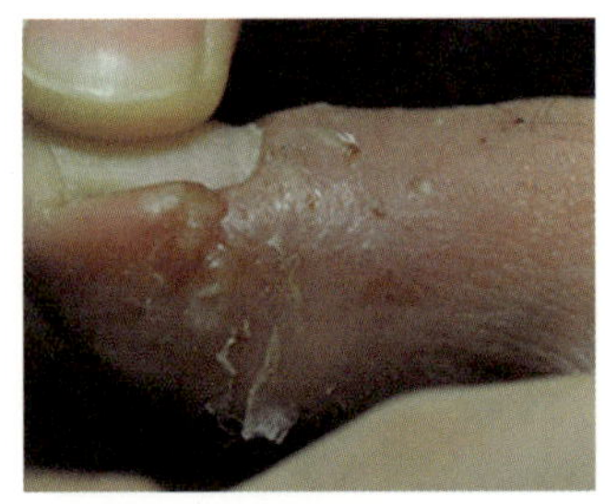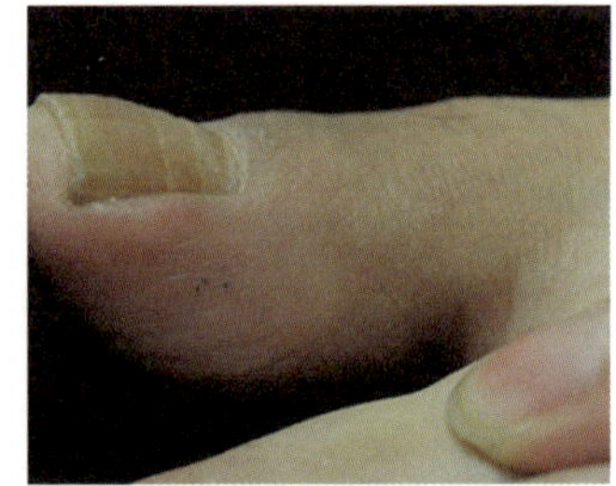

치료 전　　　　　　　　　　　　　치료 후

려움과 욱신거리는 느낌으로 몹시 힘들어했다. 2개월 후 수포, 염증, 각화가 모두 사라지고 가려움도 없어졌다. 약간의 붉은 기 또한 시간이 지나면서 점차 본래의 색으로 회복되었다.

‖ 화(火)형 + 위열

약 1년 전부터 발바닥에 생긴 피부습진을 무좀으로 알고 피부과 약을 처방받아 치료해온 20대 여성 환자분이다. 발바닥 끝부터 염증이 생기고 간지러움이 심해지면서 환부가 점차 넓어져 가는 것 같아 근본 치료를 위해 고운결한의원을 방문하였다.

쿼드-더블 진단을 통해 해당 병리를 치료할 수 있는 한약이 처방되었고, 항염과 재생치료를 병행했다. 치료 보름 만에 가려움이 소실되었으며, 총 3개월 기간을 거쳐 면역력 안정화 단계까지 치료가 완료됐다.

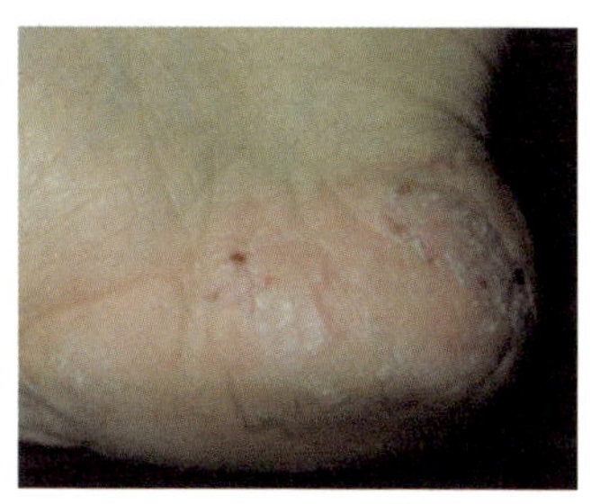

치료 전

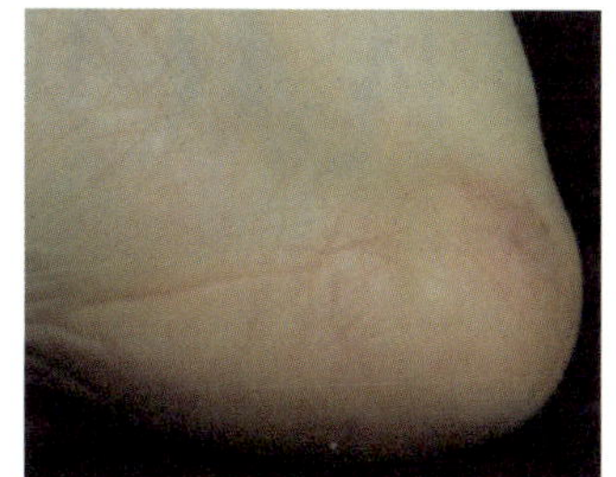

치료 후

▮ 금(金)형 + 위열

손가락 끝부분부터 염증이 심하게 퍼져 손가락을 구부리는 게 힘들었던 20대 여성 한포진 환자이다. 붉은 색 염증양상이 보이고 가려움을 참지 못해 긁은 상처와 각질이 눈에 띄었다. 한마디로 가려움과 물집, 염증, 각화 등 한포진의 증상을 모두 가지고 있었다.

치료를 시작한 지 얼마 지나지 않아 가려움과 염증이 줄기 시작하여 곧바로 대부분의 증상이 소실되고, 변형되었던 손톱도 본래의 모습을 되찾았다. 꾸준한 손 관리와 식이 조절을 통해 내원 시마다 크게 달라진 모습을 보여주었던 환자로, 치료 3개월 만에 완치됐다.

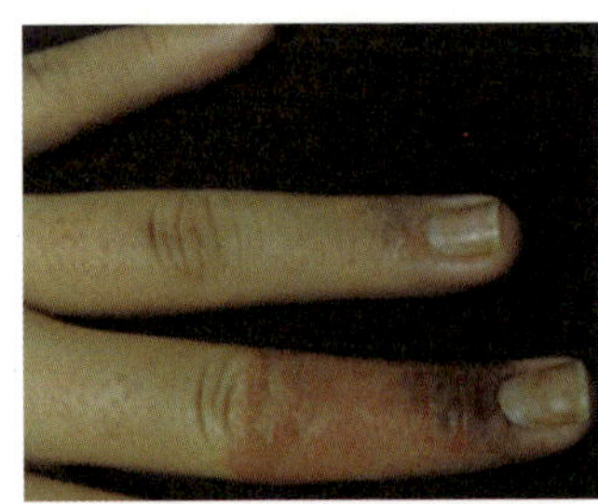

치료 전

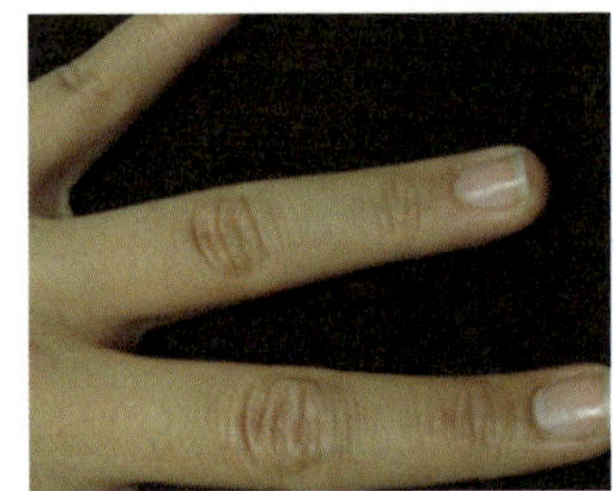

치료 후

II 화(火)형 + 간위열

오래 전부터 손가락 한포진으로 대학병원에서 치료했으나 지속적으로 심해져서 고운결한의원에 내원한 30대 여성이다. 쿼드-더블 분류에 의해 'II 화형 +간위열형'로 진단됐다. 해당 병리의 문제를 해결하기 위한 한약을 처방하고 몇 가지 홈 케어와 손 관리 요령을 지도했다. 총 5개월의 치료기간을 통해 완전히 깨끗한 정상피부로 회복되었고, 소화력 또한 좋아졌다.

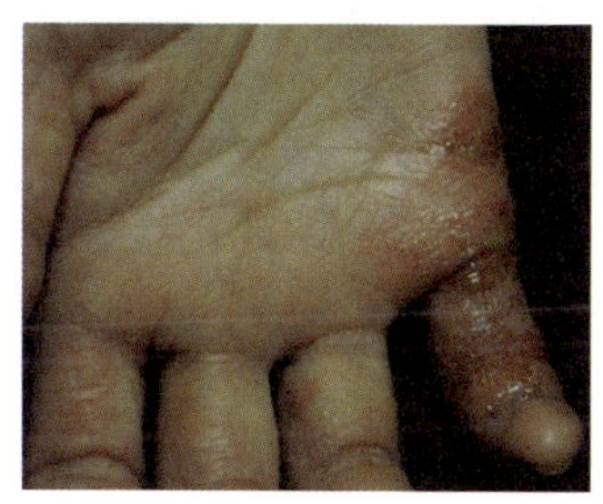 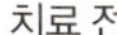 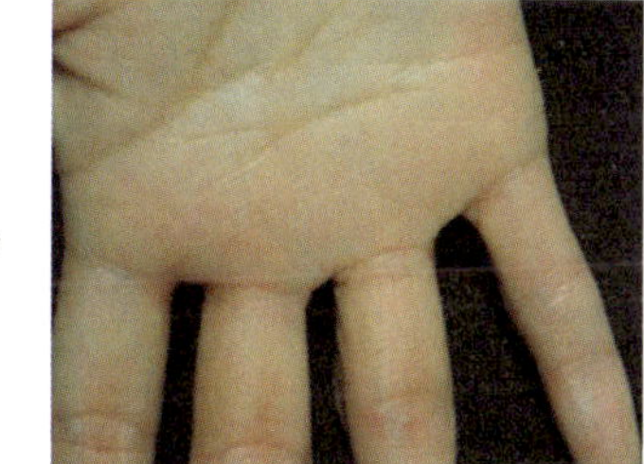

치료 전　　　　　　　　　　　　치료 후

IV 수(水)형 + 위한신열

수년 간 한포진으로 고생한 20대 여성이다. 대부분의 한포진 환자들처럼 초기에는 방치하다가 중기에 접어들어 피부과에서 스테로이드 치료를 하며 병을 키워온 케이스이다. 이후 호전과 악화를 반복하다 근본치료를 위해 고운결한의원을 찾게 됐다. 쿼드-더블 분류에 의하면 'IV 수형+ 위한 신열형'이었다. 치료 3개월 만에 한포진 증상이 사라진 것은 물론 소화불량과 추위를 잘 타는 증상, 불규칙한 대변, 상열감 등 신체 전반의 증상이 모두 회복됐다.

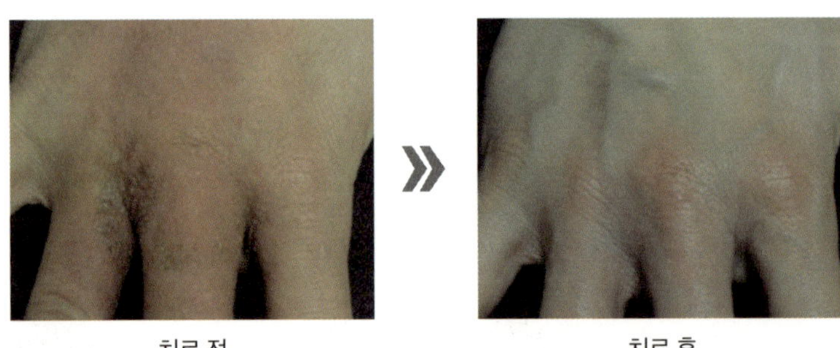

<table>
<tr><td>치료 전</td><td>치료 후</td></tr>
</table>

| 목(木)형 + 간위열

40대 남성으로 증세가 심하진 않지만 오랜 기간 한포진을 앓은 환자분이다. 1년 전부터 증세가 갑자기 악화돼 고운결한의원으로 내원했다. 쿼드-더블 진단 결과 'I 목형 + 간위열형'으로 분류됐다. 해당 병리를 조절해 주는 한약과 백결 외용 치료제 skinex 105와 1002를 병행 치료했다. 3개월 후 가려움과 염증, 각화 모두 호전되고 한포진으로 인한 손톱변형 역시 적절한 치료를 통해 깨끗하게 치료됐다.

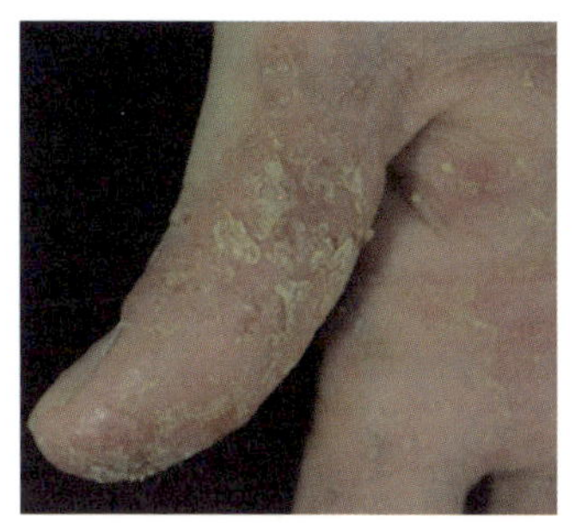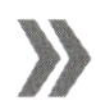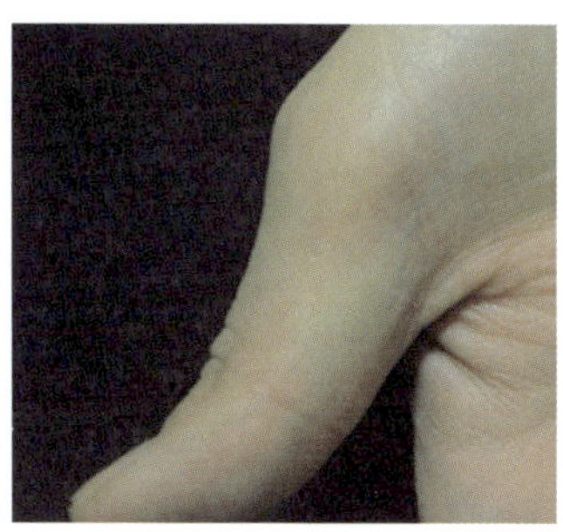

치료 전   치료 후

Ⅲ 금(金)형 + 신열

1년 전부터 손가락 사이에 물집이 생기고 가렵기 시작해 3개월 정도 피부과 치료를 받았지만 호전되지 않았다는 20대 남성이다. 쿼드-더블 진단에 따른 한약을 처방하고, 3단계 백결외용치료를 병행했다. 3개월 치료 후 가려움, 수포, 인설 등 모든 증상이 소실됐고 현재까지 재발되지 않고 있다.

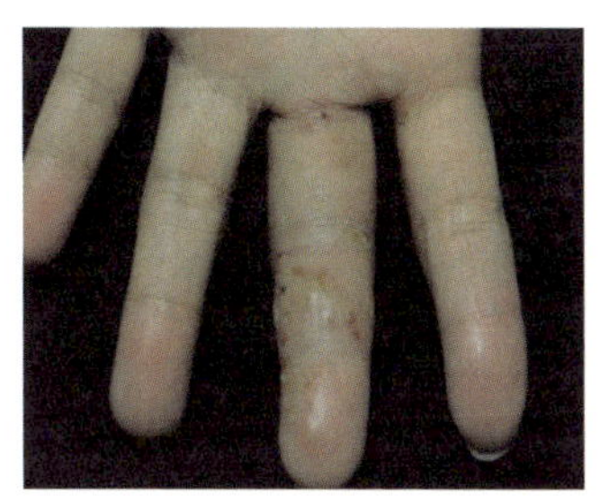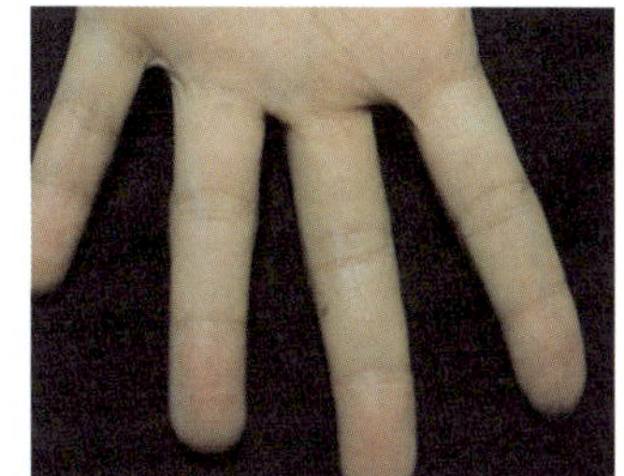

치료 전   치료 후

Ⅳ 수(水)형 + 위한신열

수년 전부터 한포진 증상으로 엄지발가락 끝부터 피부가 갈라지고 벗겨지기 시작하여 최근에는 물집이 잡히고 가려움이 심해지는 증상으로 내원한 환자이다. 이 환자의 경우는 쿼드-더블 진단 분류상 'Ⅳ 수형 + 위한 신열형'으로 추위를 잘 타고, 소화기능이 약하며 땀이 적고, 손발이 차며 소심하고 내성적인 생리적 특징을 가지고 있었다. 진단에 따른 한약 처방과 함께 skinex 2001 외용치료를 병행하여 3개월 만에 치료 종료했다.

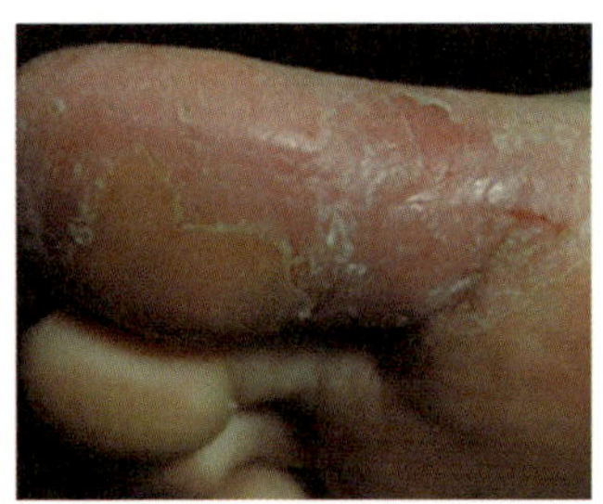

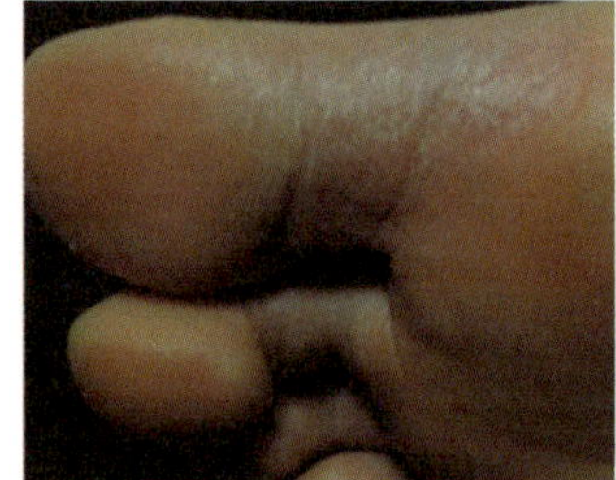

치료 전　　　　　　　　　　　　치료 후

Ⅱ 火(화)형 + 위열

한포진을 앓은 지 6년 정도 된 20대 남성이다. 피부과에서 스테로이드 연고를 처방받아 사용한 후 호전되는 듯하다 다시 재발하여 인터넷 검색을 통해 고운결한의원에 찾아왔다. 치료 초기에는 스테로이드 리바운드 현상으로 조금 어려움이 있었지만 4개월 만에 깨끗하게 치료됐다. 병리적 단계와 한포진의 발병 기간, 증상의 정도 모두 심한 상태였지만 식이조절 등 의료진의 요청사항을 환자분이 적극적으로 수용하고 정확한 치료법이 적용되어 비교적 짧은 시간에 완치될 수 있었다.

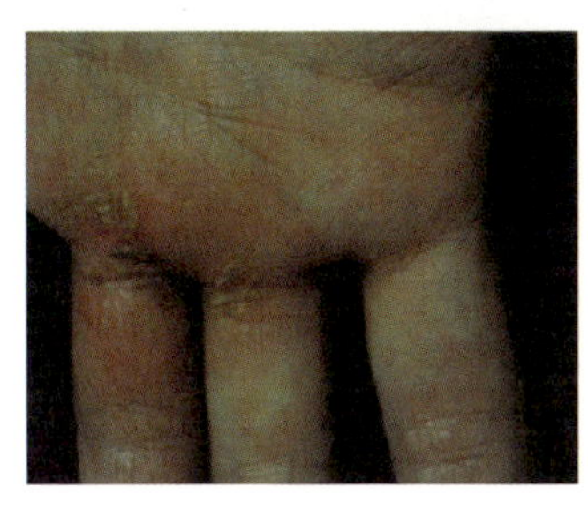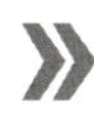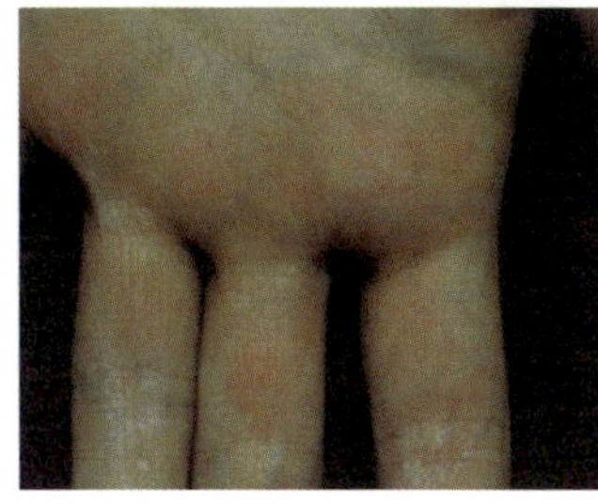

<table>
<tr><td>치료 전</td><td>치료 후</td></tr>
</table>

Ⅳ 수(水)형 + 위한

1년 전부터 손가락과 손바닥에 생긴 한포진으로 피부과에서 치료했지만 계속 재발하여 고운결한의원에 내원한 20대 여성이다. 8개월간 피부과에서 처방받은 스테로이드 연고와 약물을 자주 사용했다. 이 환자분은 'Ⅳ 수형 + 위한형' 병리로 아랫배에 가스가 잘 차고 소화도 잘 되지 않아서 늘 식후에 답답한 증상이 있고 대변은 2~3일에 한번, 굳은 상태의 변을 봤다. 추위와 더위에 모두 약하지만 더위가 더 견디기 어렵다는 체질이다. 해당 병리에 맞는 쿼드-더블 한약과 2단계의 skinex 외용치료를 병행해 4개월 만에 치료 종료했다.

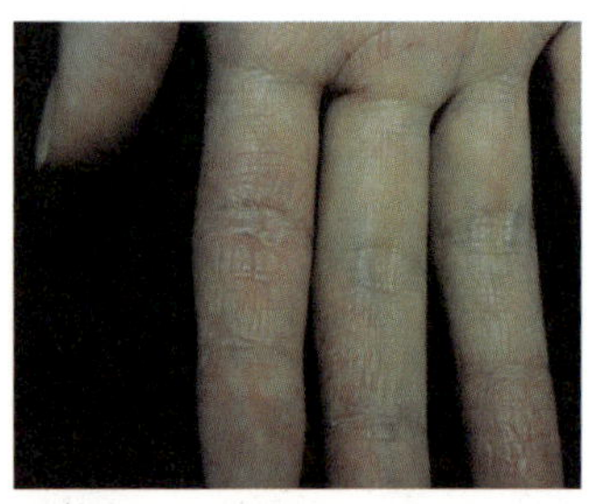

치료 전

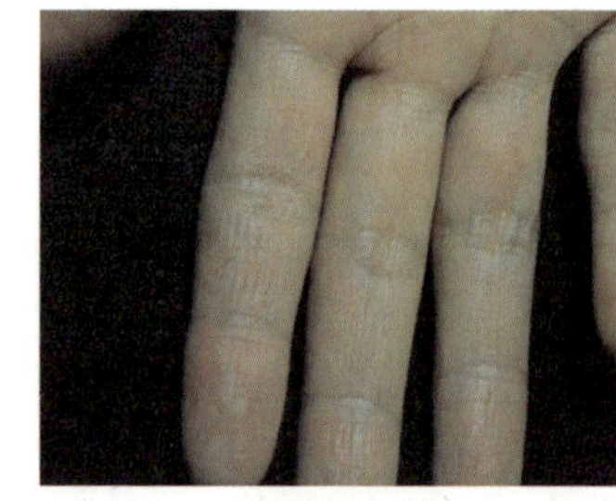

치료 후

⫴ 금(金)형 + 위한

한포진을 앓은 지 5년 된 30대 남성이다. 피부과에서 스테로이드 연고를 처방받아 사용해오던 터라 치료 초기에는 스테로이드 리바운드 현상으로 고생했지만 결국 깨끗하게 치료됐다. 치료 전 사진을 보면 손가락 마디 모두에 염증과 수포가 있다. 손가락을 타고 퍼져 손바닥까지 진행돼 가려움이 매우 심한 상태였다. 이 환자는 소화가 잘 안되고 스트레스에 민감한 편이며 손바닥에 수포가 생기면 손이 화끈거리는 느낌을 받았다고 한다. 쿼드-더블 진단에 따라 체질에 맞는 한약을 처방하고 염증과 피부재생을 위

해 skinex 치료를 병행했다. 3개월 후 수포와 염증, 각화, 가려움
모두 소실됐다.

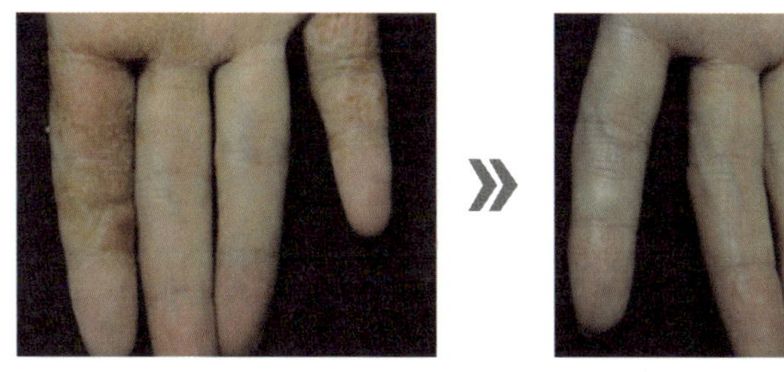

치료 전   치료 후

ⅠⅠⅠ 금(金)형 + 폐한

3년 전 손가락에 한포진이 생긴 20대 여성이다. 피부과와 동네 한
의원에 가봤지만 치료가 되지 않고 점점 손바닥으로 번져 고운결
한의원에 내원했다. 손바닥에 자잘한 물집이 여러 개 있고 가려

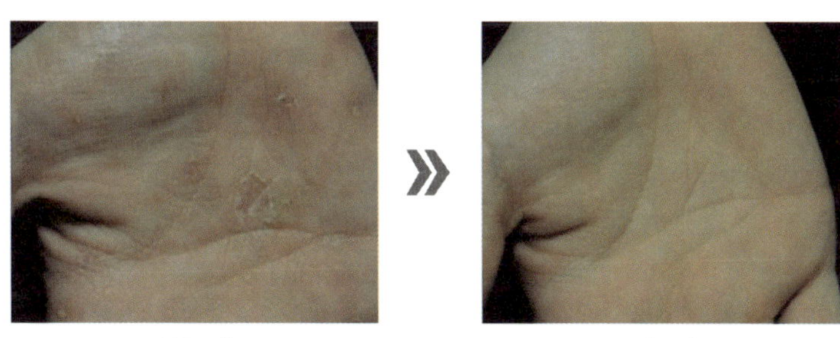

치료 전   치료 후

움이 매우 심한 상태였다. 손바닥 전체에 두텁게 각질이 생겨 일상생활에 불편을 초래했다. skinex 항염 치료와 재생치료, 백결초 크림 등으로 환부를 치료하고 2개월간 한약을 복용한 후 물집과 가려움증이 깨끗하게 치료되고 두터운 각질도 모두 사라졌다.

I 목(木)형 + 간열, 위한

오래 전부터 한포진을 앓아온 30대 여성이다. 별다른 치료 없이 지내던 중, 2년 전부터 극심해져 동네 피부과에서 스테로이드 약물로 치료했지만 나아지지 않았다. 이후 대학병원 피부과에서 6개월 간 치료했으나 별다른 차도 없이 점차 악화되어 고운결한의원에 내원했다.

이 환자는 추위를 많이 타지만, 땀도 잘 나고 컨디션이 좋지 않으면 몸이 심하게 붓는 편이었다. 어지러움을 자주 느끼고 식욕이나 소화에는 문제가 없지만 변비증상이 있었다. 쿼드-더블 진단에 의하면 'I 목형 + 간열, 위한형'으로, 여러 병리가 섞여 있어 치료가 만만치 않았다.

우선 병리를 풀어주는 한약을 처방하고 피부의 재생, 소염을 도와주는 skinex 외용치료를 병행했다. 증상이 심한 편이라 skinex 3단계 치료법이 적용됐다. 3개월 후 완전히 깨끗하게 치료되어 수포, 가려움, 각화 등의 증상이 모두 사라졌다. 아무리 증상이 심한 한포진이라 해도 병리를 정확히 진단하여, 적절히 치료하면 완치가 가능하다.

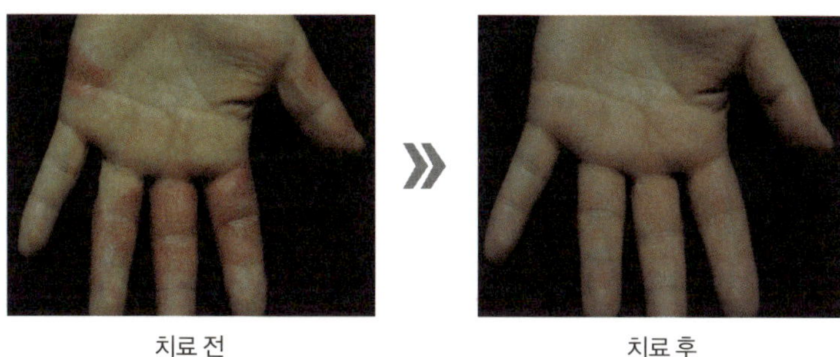

치료 전   치료 후

l 목(木)형 + 간열

어려서부터 양 손바닥과 발바닥의 한포진 증상으로 고생한 30대 여성이다. 동네 피부과와 대학병원, 종합병원 피부과를 모두 다녀

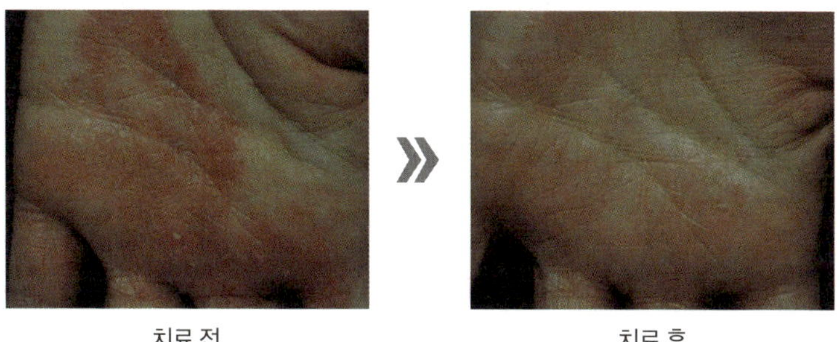

치료 전   치료 후

봤지만 점점 심해져서 고운결한의원에 내원했다. 쿼드-더블 분류 상 'Ⅰ목형 + 간열형'으로 진단됐다. 더위를 못 견디고 식욕이 좋지만 대변이 굳어 배변에 어려움이 있었다. 땀이 많은 편으로 낮에는 물론이고, 밤에 자면서도 땀을 흘린다. 이 환자분의 생리, 병리적 특성에 맞는 한약 처방과 함께 skinex 외용치료를 병행하여 3개월 만에 한포진이 완치됐다.

Ⅱ 화(火)형 + 위열

10년 가까이 한포진을 앓아온 30대 여성이다. 양방 피부과는 물론이고 한의원에서도 여러 번 치료를 받았지만 별로 호전되지 않던 차, 지인의 소개로 고운결한의원에 오신 분이다. 이 환자분은 하루에도 수차례 대변을 보는 경향이 있고 식욕이 좋고, 식사량도 많은 편이지만 역류성 식도염 증세가 있으며 공복에는 속 쓰림이 있다고 했다. 추위, 더위 모두 심하게 타는 편이고 땀도 잘 나는 편이다. 평소 어지러움을 잘 느끼지만, 빈혈수치는 정상이었다.

한포진은 손바닥에 국한된 질환이지만 내과적인 기능과 생리, 병리적인 문제와 떼어서 생각할 수 없다. 근본적인 치료를 위해서는 손만이 아닌 인체 전반의 생리적, 병리적 변화 상태를 정밀하게 체크하여 종합적으로 치료해야 한다. 2개월 치료 후 깨끗하게 완치되었다.

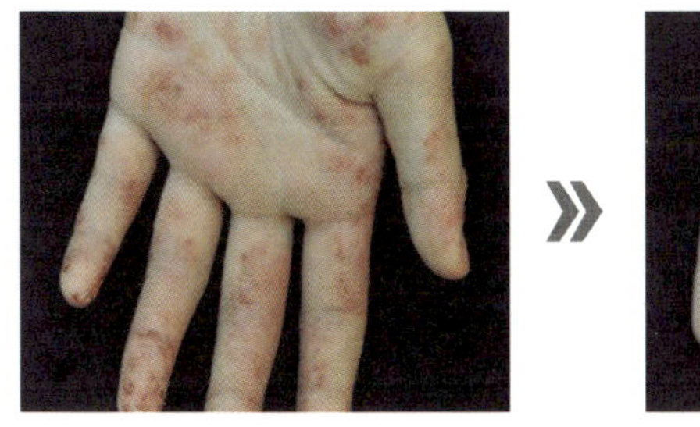
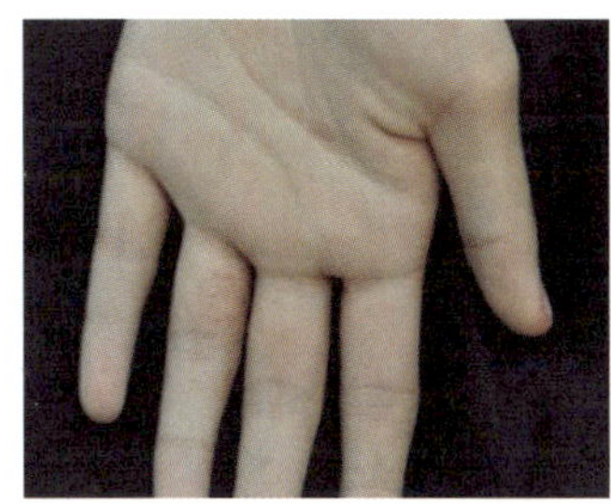

치료 전　　　　　　　　　　　　치료 후

Ⅳ 수(水)형 + 신열

오래된 한포진으로 피부과에서 처방받은 고농도의 스테로이드 연고와 경구용 약을 복용하고, 간혹 주사까지 맞으며 관리해 온 30대 여성 한포진 환자이다. 스테로이드의 과도한 복용으로 안압이 상승돼 더 이상 스테로이드를 사용할 수 없는 상황에 이르러

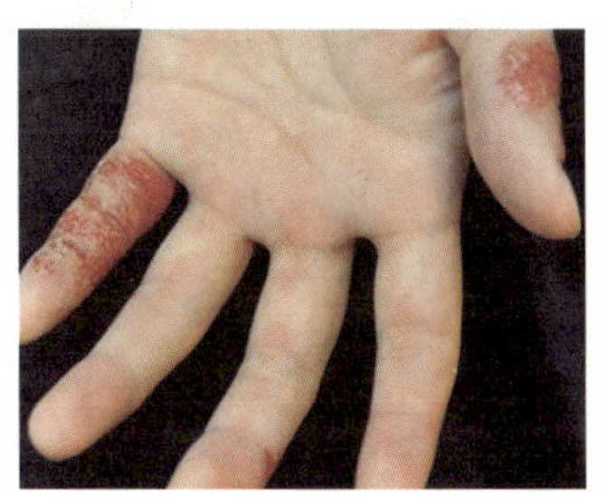
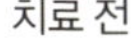
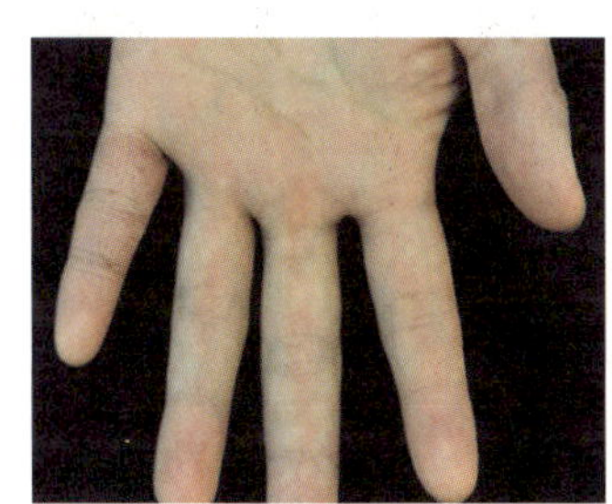

치료 전　　　　　　　　　　　　치료 후

고운결한의원에 내원했다.

탈(脫) 스테로이드 기간 동안 가려움과 수포의 발생이 어느 정도 심해지기는 했지만 백결치료를 중심으로 여러 치료를 병행하여, 빠른 시간에 증상이 호전되고, 리바운드 현상도 비교적 가볍게 넘어갔다. 치료 4개월 후 깨끗한 피부로 완치됐다.

|| 화(火)형 + 폐한

수년간 피부과와 유명 대학 한방병원에서 치료했으나 증세가 호전되지 않은 30대 여성이다. 염증 억제와 함께 가려움, 수포에 대한 백결치료를 시행하고 면역력 안정을 유도하기 위한 탕약치료를 병행하여 40여 일만에 치료가 종료됐다.

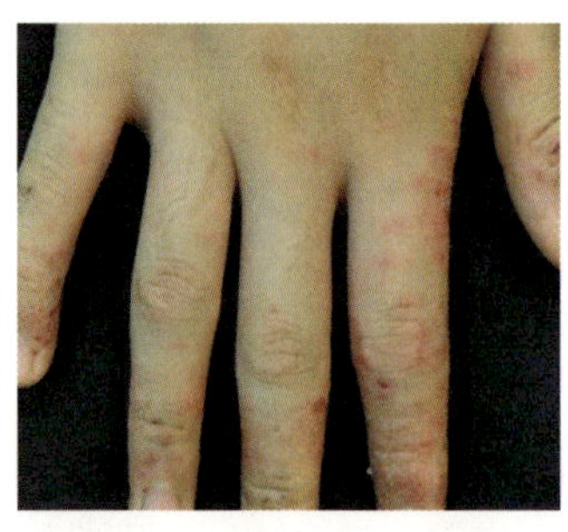

치료 전

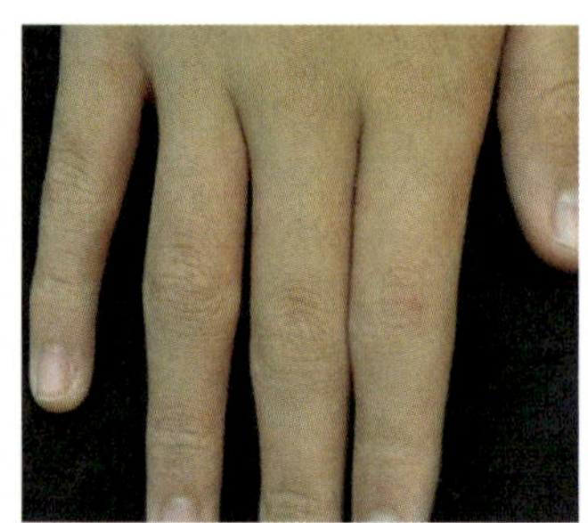

치료 후

Ⅳ 수(水)형 + 간울

발에 생긴 수포형 한포진으로 내원한 20대 남성이다. 비교적 초기에 내원한 경우라 5회 정도의 치료를 통해 염증성 수포가 모두 소실됐다. 치료 전 극심했던 가려움도 전혀 느끼지 못할 정도로 가라앉았다. 증상으로 인한 불편함은 모두 해소된 상태지만 아직 뿌리가 완전히 치료되지 않은 상태에서 환자분의 개인적인 사정으로 치료를 중단했다.

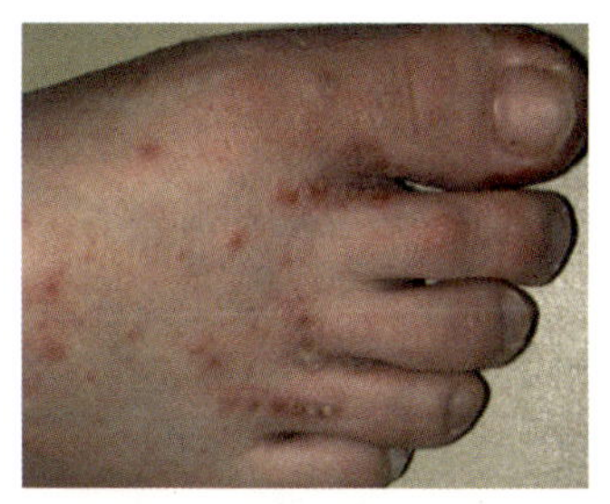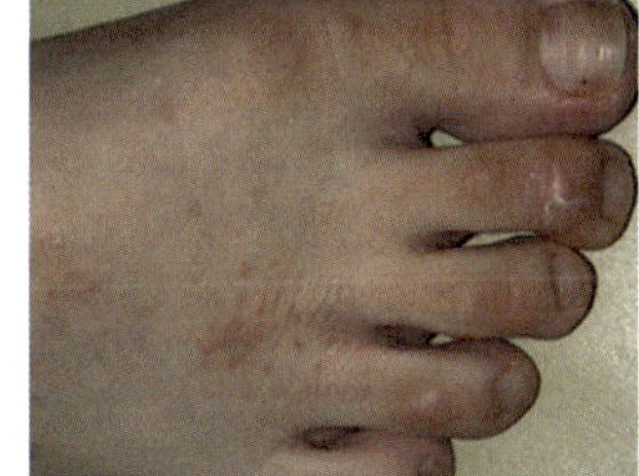

치료 전　　　　　　　　　　치료 후

Ⅰ 목(木)형 + 간위열

한포진을 앓은 지 3년 정도 된 30대 여성이다. 피부과에서 처방받은 스테로이드가 부작용이 심하다는 것을 알게 되어, 연고 사용을 중단하고 증세가 심해진 상태로 내원한 환자분이다. 내원 첫날 사진을 보면 검지와 새끼손가락에 심한 각화와 염증이 보인다. 염증으로 인해 손가락이 부어있고 가려움이 심한 상태였다.

치료 2개월 후, 손가락의 한포진 증상이 모두 소실됐다. 가려움은 치료 한 달 만에 모두 없어졌다. 환자분은 출산 이후 육아와 가정일로 거의 쉬지 못하고 있는 산모였다. 임신 중에도 한포진으로 고생을 많이 했지만, 태아에 영향을 미칠까봐 별다른 치료를 받을 수 없었다. 출산 후 우선 급한 대로 스테로이드 약물로 증상을 눌러왔지만, 그마저도 잘 듣지 않는 상태가 되어, 결국 고운결한의원에 내원한 것이다. 쿼드-더블 진맥으로 파악된 병리에 따라 한약을 처방하고 1단계 백결외용 치료와 Skinex 치료를 병행하여 2개월 만에 치료가 종료됐다.

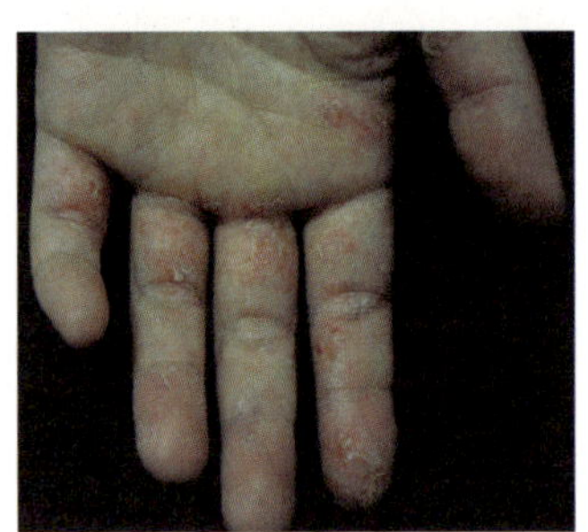

치료 전

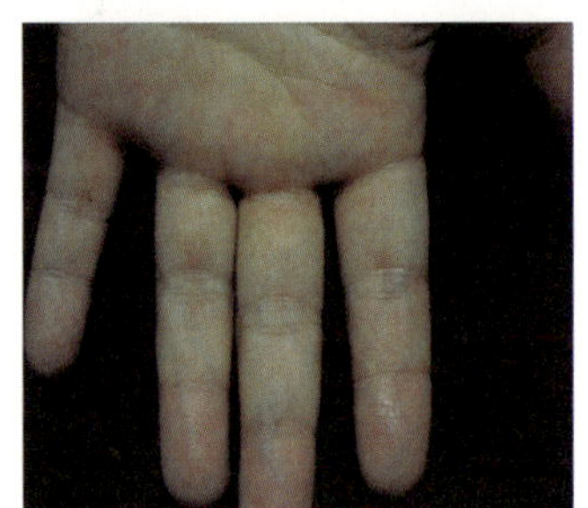

치료 후

II 화(火)형 + 간위열

오래전부터 손가락 한포진을 앓아온 30대 여성이다. 이 환자는 생리통이 매우 심하고 폭식을 하는 경향이 있지만 소화력은 떨어지고 성격이 급하며 스트레스에 매우 민감한 특징을 가지고 있었다. 쿼드-더블 병리를 해결하기 위한 한약을 처방하고 스스로 할 수 있는 홈 케어와 손 관리 요령을 알려드렸다. 총 2개월의 치료 기간을 통해 정상 피부로 회복됨은 물론, 생리통 등의 신체 증상도 호전됐다.

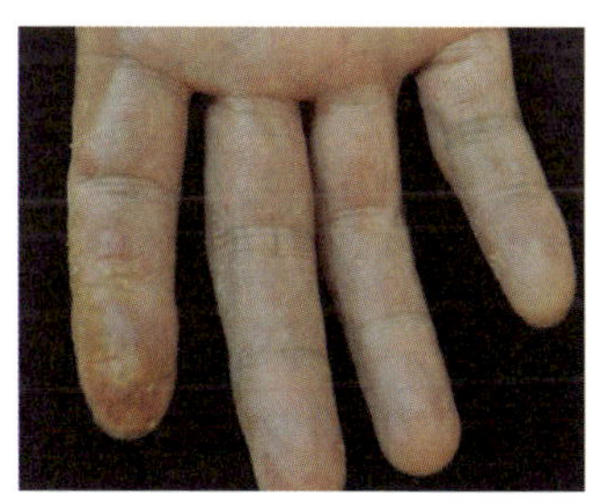

치료 전

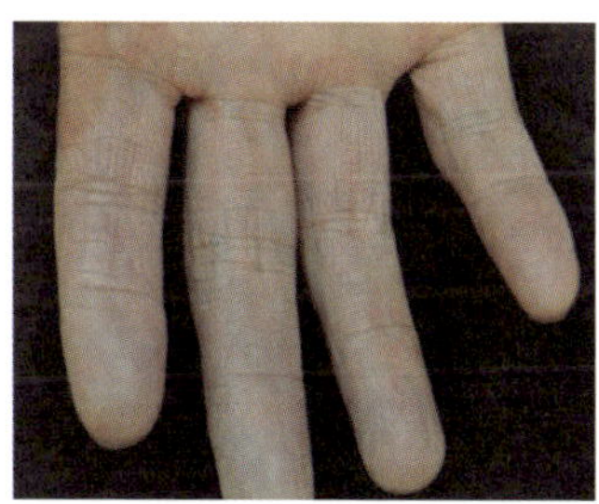

치료 후

III 금(金)형 + 위한

한포진으로 수년 간 고생한 40대 여성이다. 피부과에서 치료받았지만 점차 악화됐다고 한다. 치료 전 사진을 보면 약지와 중지 사이에 심한 염증과 수포, 각화가 반복되면서 피부가 심하게 붉어진 것을 알 수 있다. 2개월 치료 후 환부는 깨끗하게 회복되었고 가려움, 각화, 염증, 수포 모두 소실됐다.

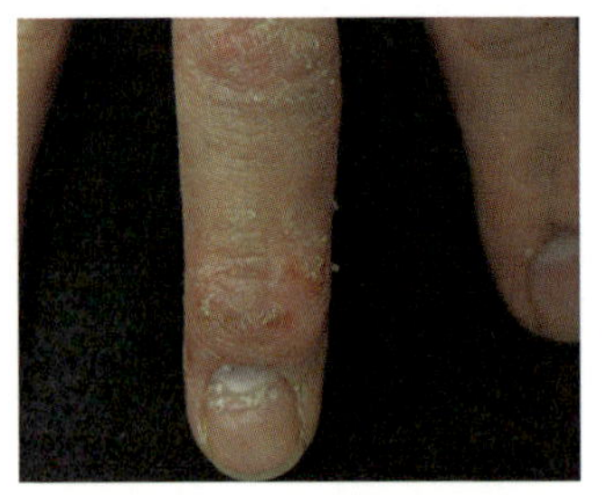 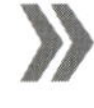 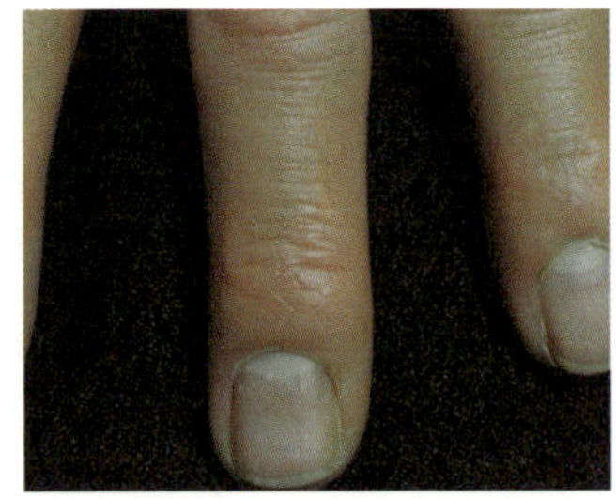

치료 전   치료 후

IV 수(水)형 + 위한

수년 전부터 한포진을 앓아온 30대 여성이다. 발병 초기부터 피부과에서 스테로이드 연고를 처방받아 사용하다가 점차 심해져서 주사제로 치료받던 중, 더 악화되어 고운결한의원에 내원했다. 네 손가락 전체에 염증과 수포가 있었고 가려움이 심한 상태였다.

이 환자는 손, 발이 매우 차고 생리불순으로 오랫동안 고생해왔다. 소화도 잘 안 되는 편으로 늘 아랫배가 더부룩하고 불편했다고 한다. 추위를 잘 타고 스트레스에 민감하며 쉽게 얼굴로 열이 오르고, 손바닥에 수포가 생길 때면 손에 열감이 느껴졌다.

쿼드- 더블 진단결과에 따라 한약처방을 하고 염증억제와 피부재생을 위해 skinex 1002 치료를 병행했다. 반드시 완치하겠다는 각오로 환자분 스스로 열심히 치료를 받아 오래 걸리지 않고 비교적 빠른 시기에 깨끗하게 치료됐다. 치료 2개월 후 수포와 염증, 각화, 가려움 모두 소실됐다.

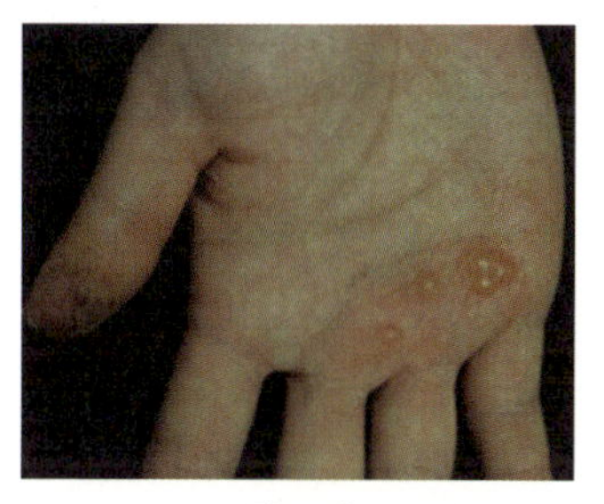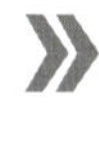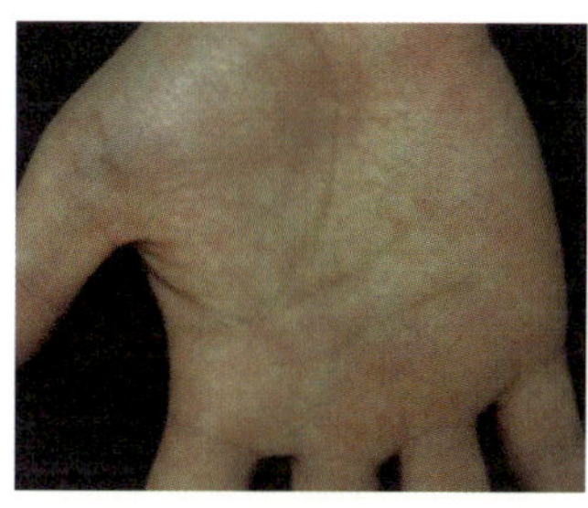

치료 전 치료 후

‖ 화(火)형 + 간울

수년 동안 물집과 가려움, 염증과 딱딱해지는 각화증상 등 한포진 증세로 고생한 30대 여성분이다. 치료 전 사진을 보면 발바닥 전체, 특히 앞부분에 수포와 각화된 껍질이 보이고 자주 긁은 탓에 상처에서 진물이 나고, 염증이 심해진 상태이다. 점차 아래쪽으로 번져가는 양상을 보이고 있다.

치료 보름 만에 가려움은 거의 소실되었고 2개월 후에는 수포가 전혀 올라오지 않고, 염증과 상처, 각화증 모두 소실된 모습이다. 진맥과 쿼드-더블 진단 분류에서 'II 화(火)+ 간울형'으로 분류된 이 환자분은 처음 내원 시 생리가 불규칙하고, 위염이 있어 속 쓰림과 소화 장애를 호소했다. 성격이 급하고, 소변을 자주 보는 편이며, 피곤하면 눈부터 불편해지는 특징이 있다. 한포진 치료를 통해 속 쓰림과 소화 장애 증상 모두 호전되었다.

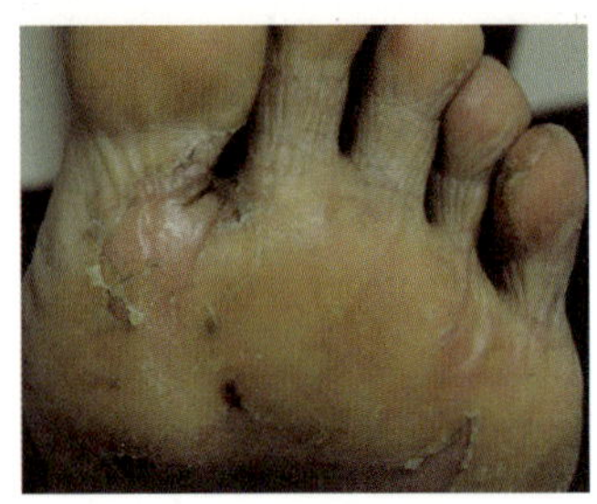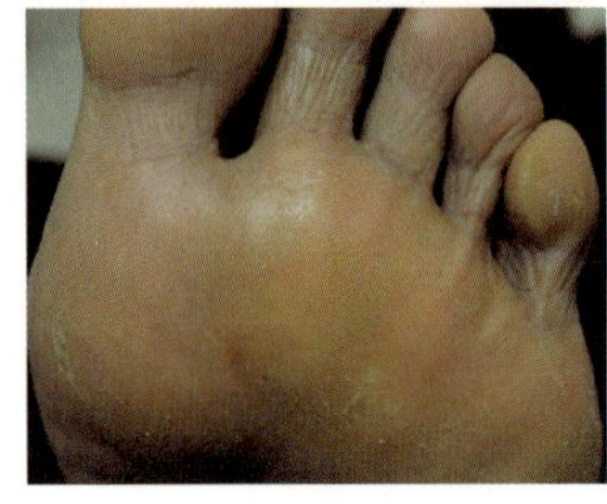

치료 전   치료 후

III 금(金)형 + 간울

한포진으로 수년간 고생하신 40대 여성이다. 계속된 재발로 피부과 병원, 한의원 등의 치료를 전전하다 고운결한의원에 내원했다. 가려움과 따가움뿐만 아니라 노출이 되는 부위라 사람들의 시선이 의식돼 불편한 점이 많다고 했다. 쿼드-더블 진단 후 식습관 및 손에 자극이 되는 행동이 있는지 분석했다. 손가락은 외부접촉이 많은 부위이기 때문에 2차 세균 감염이 없도록 행동 습관들도 살펴봐야 한다.

치료 과정에서 스테로이드로 인한 반동현상이 나타났지만 skinex 백결외용치료로 생각보다 빠르게 호전되어 2개월 만에 가려움, 염증, 각화 등의 증상이 소실되었다. 환자분은 생활의 편의뿐 아니라 심리적 안정감도 높아졌다며 만족을 표했다.

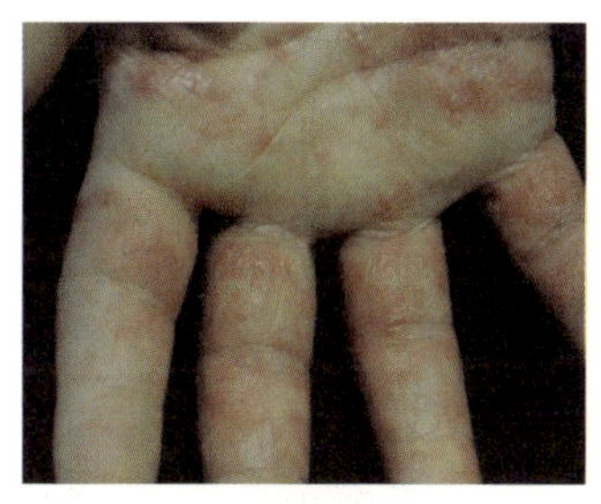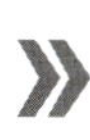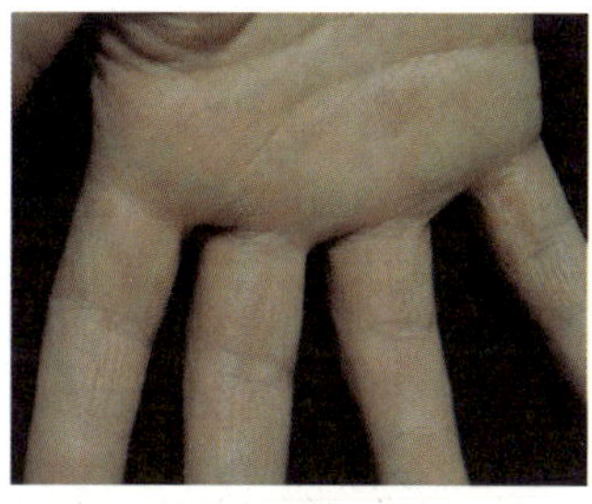

치료 전   치료 후

IV 수(水)형+ 위한

20대 여성으로 한포진을 앓은 지 1년쯤 됐다. 그동안 피부과에서 처방받은 스테로이드 연고와 약물을 사용해왔다. 치료 전 사진을 보면 엄지손가락을 중심으로 손바닥 전체에 붉은 색 반점이 보인다. 가려움이 심한 상태였는데 이 단계에서 더 나빠지면 수포가 생기고 피부가 각화되면서 벗겨진다. 쿼드-더블 진단을 하니 'IV 수 + 위한형'에 해당했다. 아랫배에 가스가 자주 차고, 소화도 잘

되지 않아 식후에 답답한 증상이 있으며 대변은 2~3일에 한번, 굳은 상태의 변을 본다. 더위를 더 싫어하지만, 추위도 잘 타는 편이다.

이와 같은 병리를 치료할 수 있는 쿼드-더블 처방과 함께 2단계의 skinex 외용치료를 병행, 2개월 만에 붉은색 반점과 수포, 가려움 모두 깨끗하게 치료됐다.

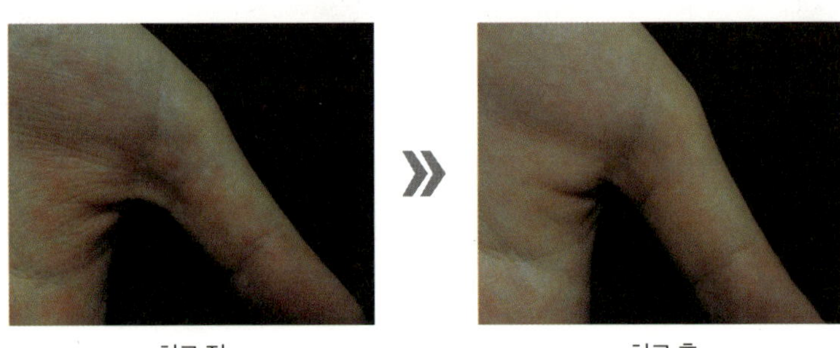

치료 전치료 후

I,II 목·화(木·火)형 + 간위열

한포진으로 5년 이상 고생한 30대 여성이다. 손가락에 물집이 잡히면서 가렵고, 붉게 염증화 되다가 각화되면서 벗겨지는 증상이 반복됐다고 한다. 치료 전 사진을 보면 수포와 각화, 발적이 심한 상태이다. 스테로이드 사용 경력도 길고, 눈으로 보이는 증상도 가볍지 않았다. 진맥결과 'I,II 목화(木火)+ 간위열' 병리를 가지고 있었다. 선천적으로 열이 많아 더위를 잘 타고 땀도 많은 편이다. 대변은 약간 굳은 편이다.

생리적, 병리적 단계에 적합한 한약을 처방하고 skinex 3단계 외용치료를 병행했다. 치료 3개월 후 사진에서 보이는 것처럼 붉게 보이던 염증과 각화, 수포 모두 소실된 상태이고 피부도 깨끗하게 회복됐다. 병력이 오래된 상태로 내원하였고 짧지 않은 기간 스테로이드 연고와 약물을 사용했기 때문에 치료에 시간이 걸릴 것으로 예상했으나 비교적 손쉽게 치료되었다.

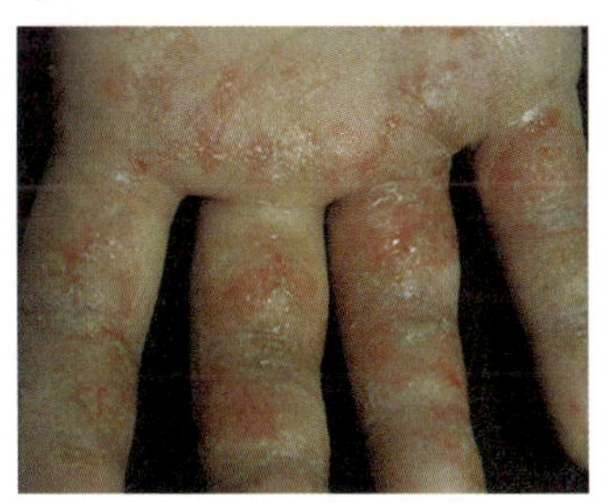
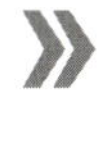
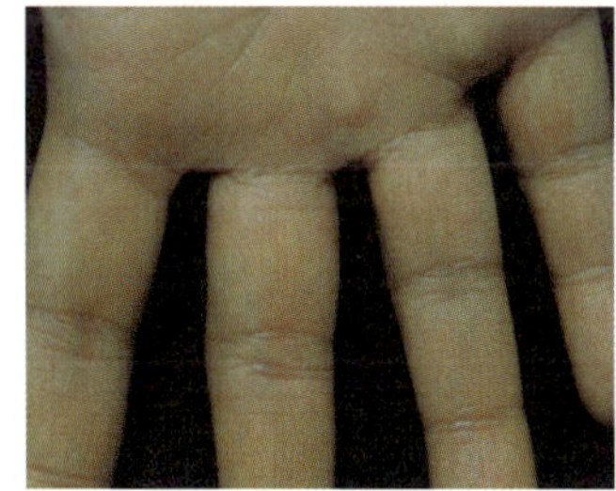

| 치료 전 | 치료 후 |

‖ 화(火)형 + 위열

한포진이 생긴지 10년 정도 된 30대 여성 환자분으로 심할 때마다 피부과에서 스테로이드 치료를 받아 오다가 결국 증상이 매우 심해진 상태로 고운결한의원에 온 경우이다. 손바닥과 손가락 전체에 염증과 수포, 각화와 피부 벗겨짐 등의 증상이 있고 심한 가려움이 동반되는 상태였다. 검지 끝 부분에 뻣뻣하게 굳어진 피부가 각화되어 벗겨지고 있는 것이 보이는데 이것은 수포가 터지면서 각화되어 벗겨진 것이다.

쿼드-더블 진단 결과에 따른 치료 프로세스를 구성하여 2개월 치료한 결과 수포와 염증, 발진과 각화 가려움 모두 소실된 상태이고, 손상됐던 손바닥과 손가락의 피부가 모두 정상화됐다.

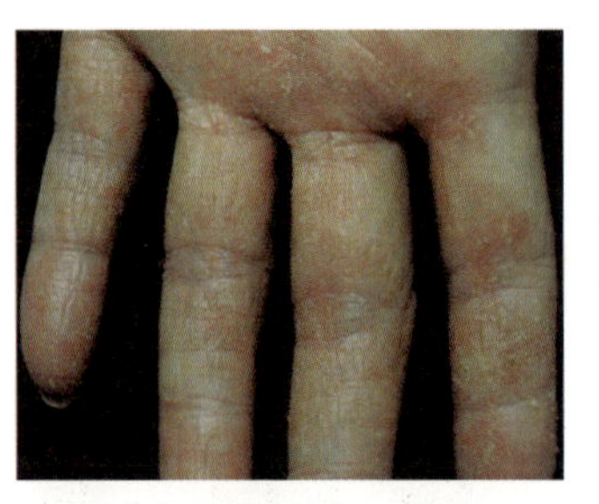 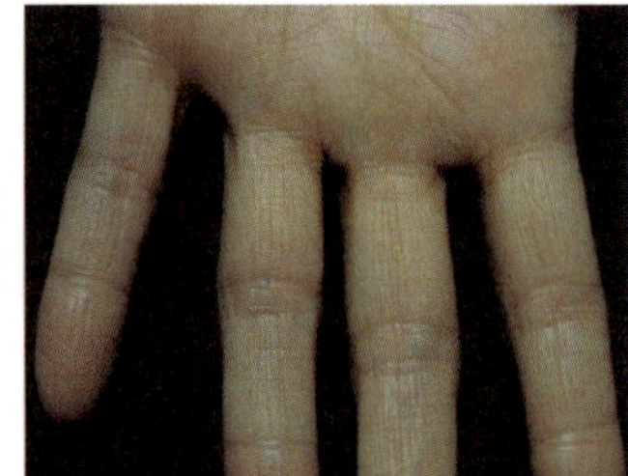

| 치료 전 | 치료 후 |

ll 화(火)형 + 간위열

약 5년 전부터 손바닥에 생긴 한포진으로 피부과에서 간헐적인 치료를 받다 최근 들어 갑자기 증세가 심해져서 고운결한의원에 내원한 환자분이다. 치료 전 사진을 보면 손가락 전체에 걸쳐 붉은 염증 양상이 보이고 긁어서 생긴 상처와 각질이 혼재되어 있다.

치료 1개월 만에 가려움과 염증이 줄기 시작하여 곧바로 대부분의 증상이 소실되었지만, 한포진의 근본 원인이라고 할 수 있는 면역력 회복을 위해 치료를 계속했다. 이 환자분은 수년간의 한포진 병력, 스테로이드의 과도한 사용, 심한 스트레스와 과도한 육아부담 등으로 심신이 피로해진 상태였음에도 치료가 순조로웠다. 쿼드-더블 진단 결과 추위에 약하고 얼굴로 열이 오르는 상열감과 가슴 답답증을 자주 느끼는 체질로 분류됐다. 생리주기가 불규칙하고, 생리통 역시 진통제를 먹어야 할 만큼 심한 편이다. 식욕은 약하지만 간혹 폭식을 하는 경향이 있고, 만성 소화 장애와 역류성 식도염 증상이 있었다.

이러한 생리적 특성과 병리적 단계를 고려하여 한약을 처방하고 손의 염증과 가려움에 대한 외용치료를 병행했다. 2개월 후 한포진 증상은 깨끗이 사라졌고 내과적 신체증상도 호전되었다.

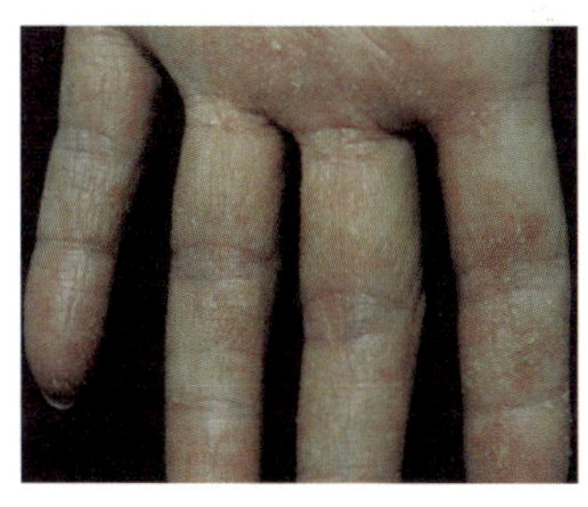

치료 전

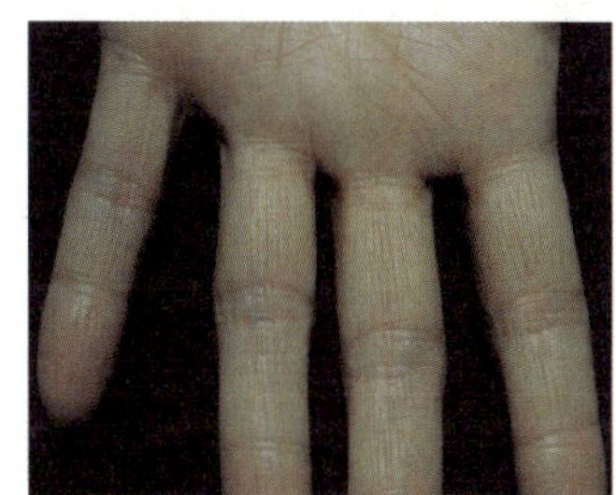

치료 후

Ⅱ,Ⅲ 화·금(火·金)형 + 폐위열

2년 전부터 손바닥과 손가락에 한포진이 발병한 20대 여성이다. 쿼드-더블 분류에 의하면 'Ⅱ,Ⅲ 화·금(火·金)형 +폐위열형' 병리를 가진 것으로 진단되었다. 이 환자분은 얼마 전부터 자꾸 기억력이 감퇴하면서 어지러움을 잘 느끼고 흔히 말하는 건망증 증세가 나타나고 있다고 호소했다. 식욕이 좋아 무엇이든 잘 먹고 양도 많은 편이다. 오히려 속이 비면 쓰린 증상이 나타나기 때문에 늘 뭔가 먹게 된다. 대장기능에 특별한 문제가 있는 것은 아니지만 변을 자주 봐야 편하고 수시로 설사를 한다.

이 분의 생리적 특성과 병리적 단계를 고려하여 한약을 처방하고 skinex 2단계 외용치료를 병행했다. 치료 2개월 후 한포진의 증상이 모두 치료되었다.

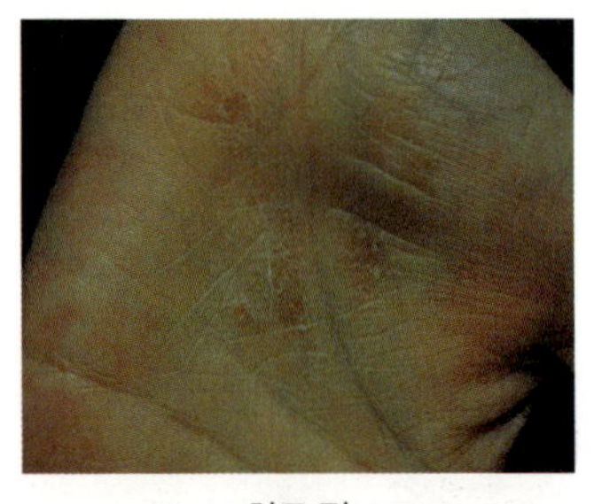

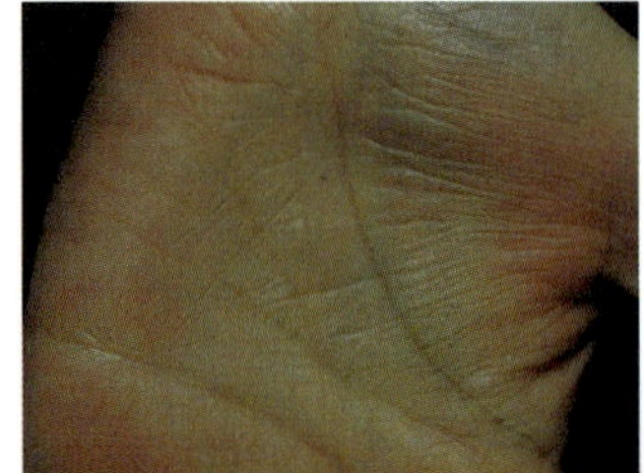

치료 전   치료 후

| 목(木)형 + 간위열

전형적인 발바닥 한포진 증세를 보여주는 40대 남성 환자이다. 자잘한 여러 개의 수포가 올라오면서 껍질이 각화되어 벗겨지고 가려움이 심한 상태였다. 증상이 심한 데다 스테로이드 약을 오래 사용했기 때문에 특별 치료가 필요했다. 이 환자분은 더위를 많이 타고 몸 전체, 특히 얼굴과 머리에 땀이 많으며, 대변은 큰 문제가 없지만, 간혹 변비가 있었다. 목소리가 크고, 체격도 큰 편으로 사람들과 어울리기를 좋아하고 남자다운 성향을 가지고 있다.

이 분의 체질에 맞는 한약을 처방하고 4단계 백결외용치료와 skinex 치료를 병행했다. 한포진은 손보다 발에 생기는 경우 환부관리가 더 어렵다. 손보다는 발의 환경적 요인이 더 나쁘기 때문에 상처 관리와 염증관리 등에 세심한 주의가 필요하다.

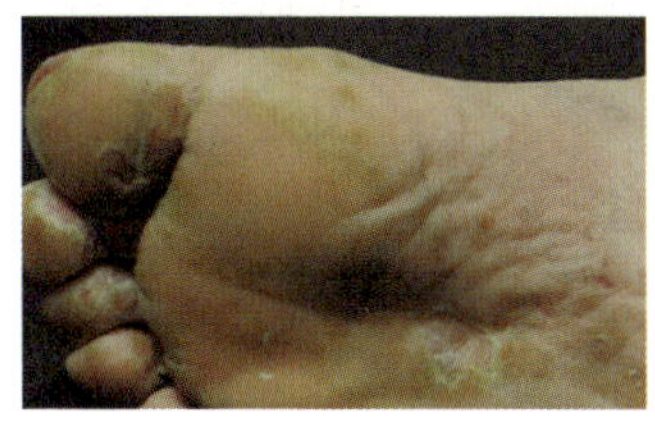 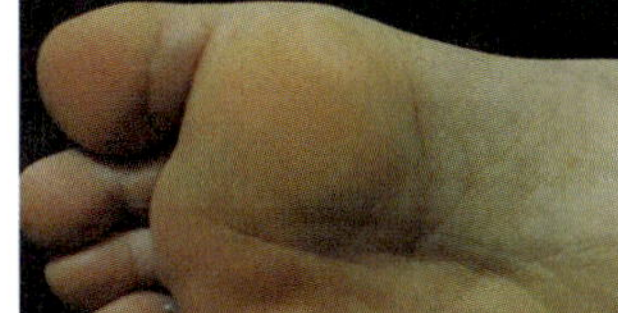

치료 전 치료 후

Ⅰ,Ⅱ 목·화(木·火)형+ 간위열

한포진 발병 4년째를 맞은 20대 여성분이다. 내원 첫날 사진을 보면 엄지와 검지에 작은 물집과 각화, 발진이 혼재되어 있다. 가려움이 매우 심한 상태이고, 1년 내내 증상이 사라지지 않는 통년형 한포진으로 진단됐다. 쿼드-더블 분류 결과 'Ⅰ,Ⅱ 목화(木火) + 간위열'로 나타났다. 더위에 약하고 땀이 많아 흔히 말하는 다한증에 가까운 증상을 보였다. 식욕이 좋아 무엇이든 잘 먹는다.

이 분에게 맞는 쿼드-더블 한약을 처방하고 물집과 가려움, 각화증을 치료할 수 있는 3단계 외용치료를 병행했다. 치료 1개월만에 한포진 증상이 모두 소멸되었다.

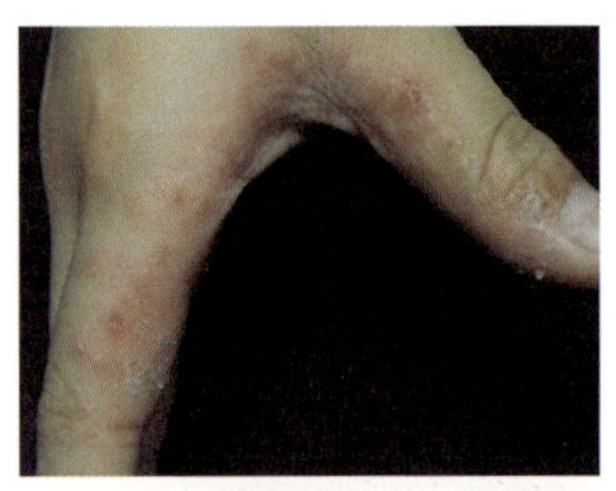

치료 전

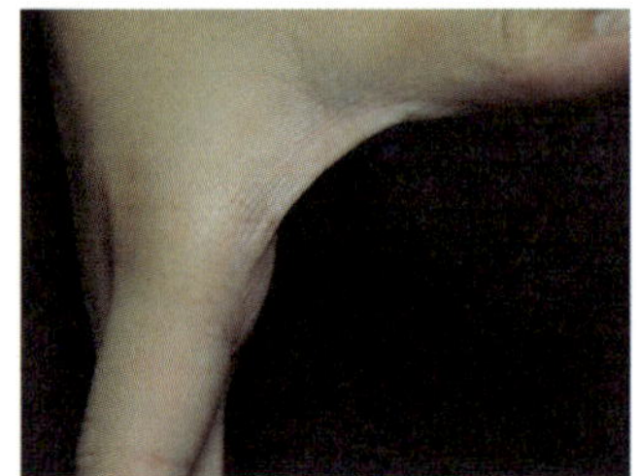

치료 후

Ⅰ,Ⅱ 목·화(木·火)형 + 위열

한포진이 발병한지 10년이 넘은 40대 남성 환자분이다. 직장 생활에서 오는 과중한 업무와 스트레스로 몸이 힘든 상태에서 한포진이 시작돼 손가락에 물집이 잡히면서 가렵고, 각화되면서 벗겨지는 등의 증상이 나타났다고 한다. 스테로이드 사용 경력도 길고, 증상도 가볍지 않았다.

쿼드-더블 진단을 해보니 'Ⅰ,Ⅱ 목·화(木·火)형 + 위열'로 분류됐는데 이런 분들은 몸에 열이 많아 땀을 잘 흘리는 편이다. 굳은 변을 보는 경우가 많고 사우나 같은 곳은 답답해서 좋아하지 않는다. 체질에 맞는 한약을 처방하고 skinex 3단계 외용치료를 병행했다. 4개월 치료 후 오른쪽 사진과 같이 붉은 염증과 물집, 각화 모두 소실됐다.

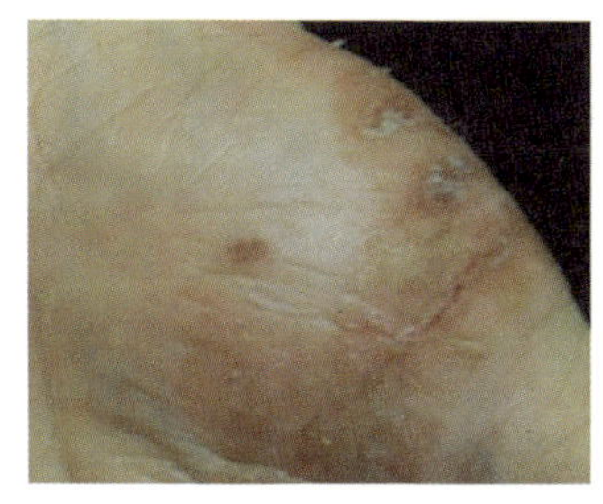

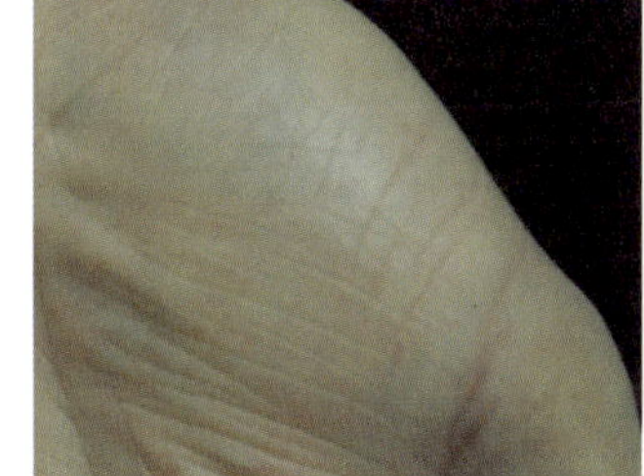

치료 전 　　　　　　　　　　　 치료 후

∥ 화(火)형 + 위열

이 환자분은 한포진이 발병한지 5개월 정도 되었지만 피부과 치료를 한 번도 받지 않은 상태에서 고운결한의원에 내원했다. 피부과에 갈 정도로 증세가 심하지 않은 데다, 피부과에서 처방하는 스테로이드가 한포진의 근본치료에 도움이 되지 않는다는 것을 알고 있었기 때문이다. 치료 전 사진을 보면 손바닥이 전반적으로 붉은 기가 돌고 엄지손가락 쪽으로 약간의 인설이 보인다. 가려움도 있지만, 심한 편은 아니었다.

치료 한 달 후 손바닥과 손가락의 발적은 정상으로 돌아왔고, 인설도 사라졌다. 가려움은 치료 1주일 만에 소실된 상태였다. 한포진의 발병 시기와 증상의 정도 모두 초기의 약한 상태였기에 빠른 시간에 치료를 끝마칠 수 있었다.

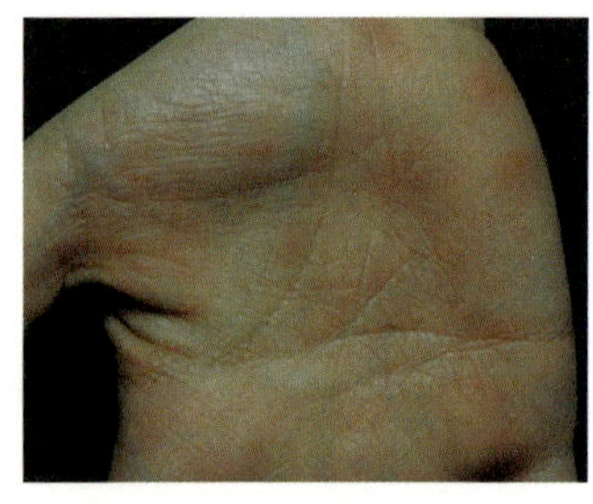

치료 전

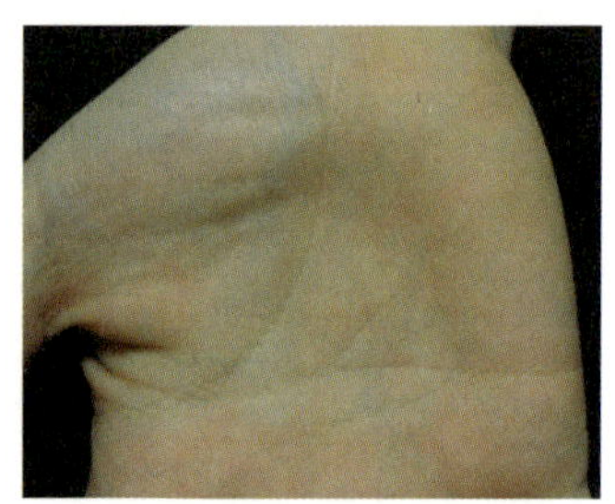

치료 후

ㅣ목(木)형 + 간위열

40대 남성 환자로 손바닥 전체에 두터운 각화가 진행되고 손목 근처에는 붉은 반점 같은 발진이 일어났다. 2개월 치료 후 한포진으로 인한 가려움과 손바닥의 각화, 붉은 반점이 모두 소실됐다. 이 분은 체질 특성상 더위에 약하고 땀이 많으며, 간혹 변비 증상이 있었다. 성격이 괄괄하고 사교적인 분이다. 'ㅣ목(木)형 +간위열'에 맞는 한약을 처방하고 1단계 백결외용치료와 skinex 치료를 병행했다.

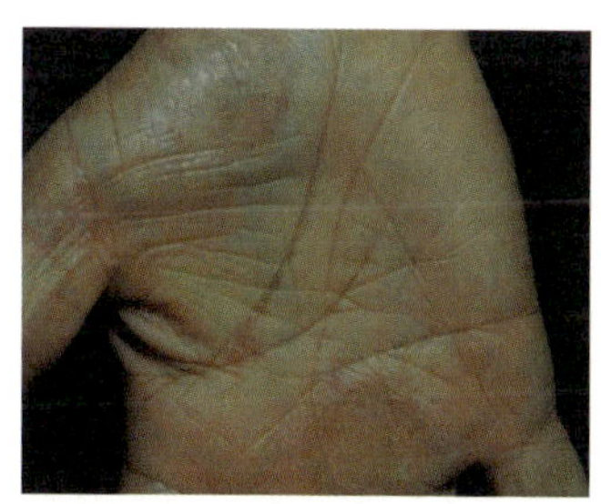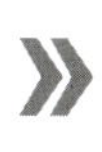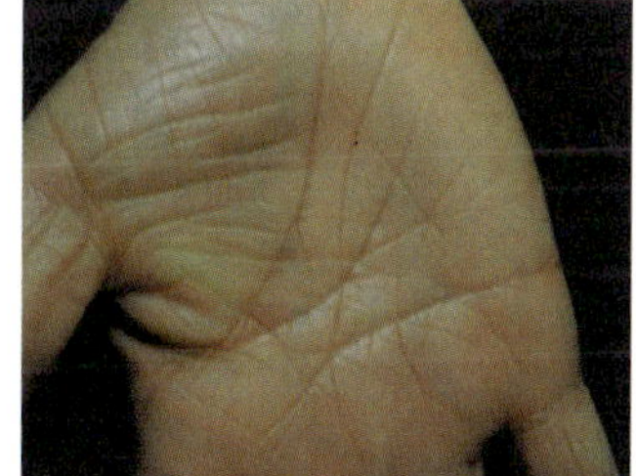

치료 전   치료 후

Ⅲ 금(金)형 + 위한

10년 넘게 한포진을 앓아온 30대 여성이다. 고운결한의원에서 치료를 시작한 첫 주부터 가려움과 염증이 줄기 시작하여 치료 1개월 후에는 대부분의 증상이 소실되었지만 면역체계 안정과 재

발방지를 위해 한 달 더 치료하여 사진과 같이 완치됐다. 이 분은 10여년의 한포진 병력 동안 잦은 스테로이드 사용과 과중한 업무 스트레스 등으로 심신이 피로해진 상태였음에도 빠르게 치료된 케이스다. 쿼드-더블 체질 분류 결과 추위에 약하고 땀이 거의 나지 않으며 생리통이 심한 것을 알 수 있었다. 안 먹는 게 가장 속이 편하다고 할 정도로 만성 소화 장애가 있었다.

이러한 생리적 특징과 병리적 문제를 고려한 한약을 처방하고 염증과 가려움을 줄이기 위한 외용치료를 병행했다. 치료 2개월 후 한포진 증상과 함께 내과적 신체증상도 모두 호전됐다.

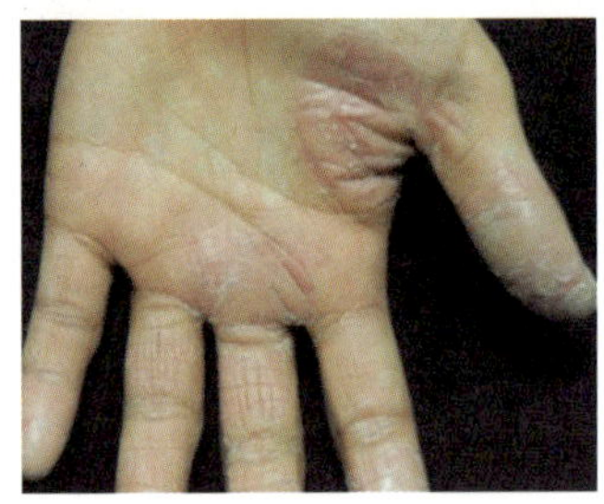
치료 전

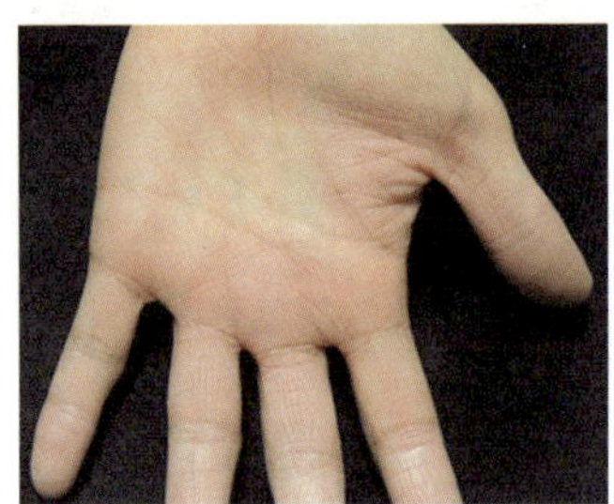
치료 후

‖ 화(火)+ 위열

한포진이 발병한 지 1년 정도 된 20대 여성이다. 과로와 스트레스로 피곤한 날이 계속되더니 어느 날부터 손가락에 물집이 잡히면서 가렵고 각화되고 벗겨지는 한포진 증상이 나타났다고 한다. 내원 첫날 사진을 보면 새끼손가락에 붉은 색 염증이 보인다. 발병 1년이 채 안 돼 치료가 어렵지 않았다. 치료 한 달 후 붉게 보이던 염증과 각화, 수포 모두 소실됐다. 초기에 내원하였고 스테로이드 연고나 약물을 사용하지 않아 더 빠르게 치료될 수 있었다.

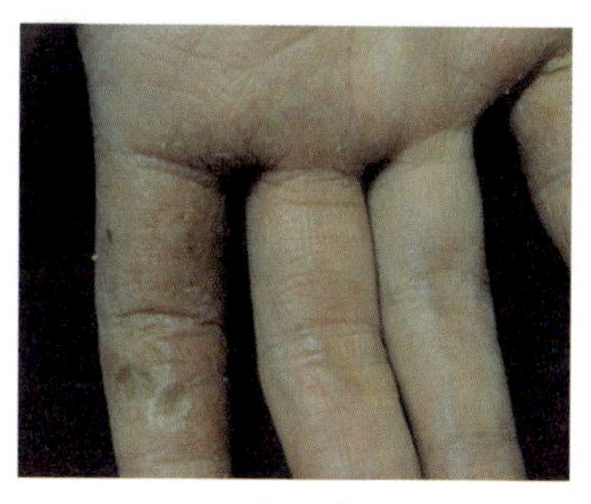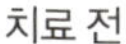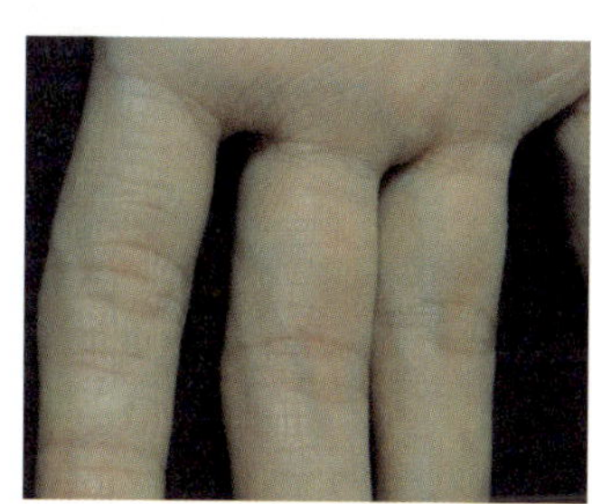

치료 전	치료 후

Ⅳ 수(水)형 + 간울

한포진이 생긴 지 5개월 만에 피부과나 대학병원의 치료를 받지 않고 곧바로 고운결한의원으로 내원한 환자이다. 손가락에 작은 수포가 한, 두개 생기다가 3개월 만에 급격하게 번져 치료 전 사진(왼쪽)과 같은 상태가 됐다. 중지와 약지, 새끼손가락에 자잘한 수포가 있고 그중 몇 개는 터져 각화된 모습이 보인다. 수포가 터지면서 가려움이 심해지고 수포 주변 피부가 딱딱해지다가 벗겨지게 된다.

이 환자는 내원 첫 주부터 바로 수포가 줄어들고 가려움도 소실되어 치료 1개월 후 피부의 각화과정을 거치지 않고 깨끗하게 치료됐다.

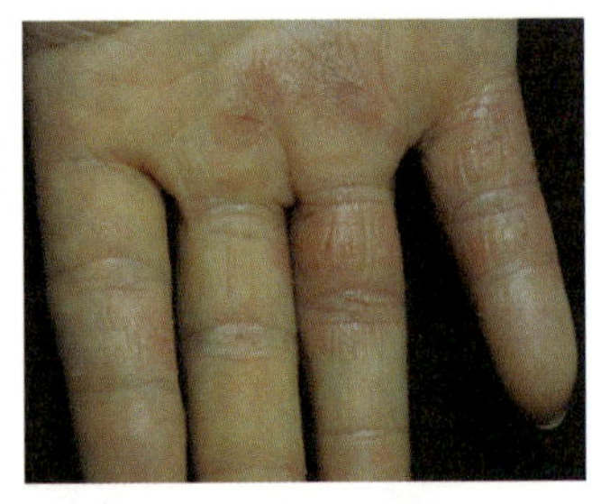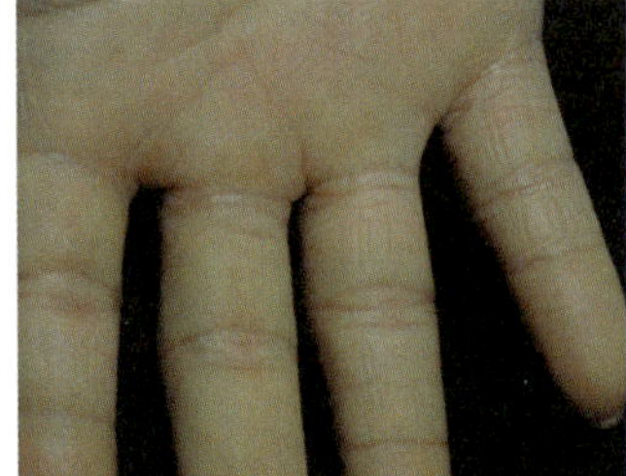

치료 전   치료 후

Ⅳ 수(水)형 + 위한신열

수년 간 한포진으로 고생한 40대 여성 환자이다. 이 환자는 추위를 잘 타면서 간혹 열이 오르는 듯한 상열감을 자주 느끼고 설사와 변비를 반복하는 증상이 있었다. 진맥을 해보니 비위기능이 매우 약한 것을 알 수 있었는데, 문진을 해본 결과 역시 식사량이 매우 적다고 했다. 쿼드-더블 진단에 따른 한약이 처방되었고 약 복용 후 소화기능과 추위에 약한 증상, 불규칙한 대변상태, 상열감 등 신체 전반의 증상이 모두 회복되었다.

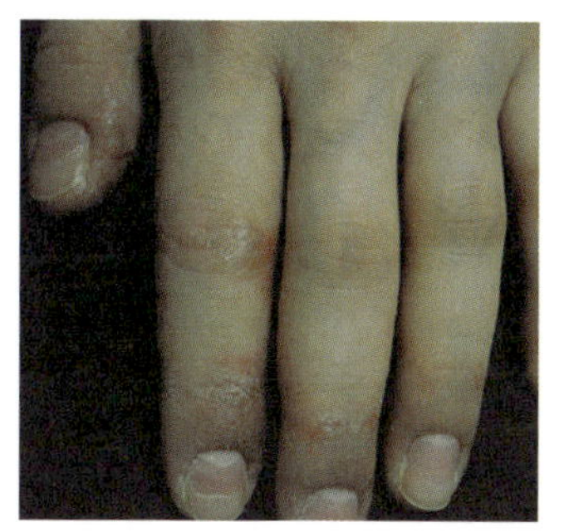 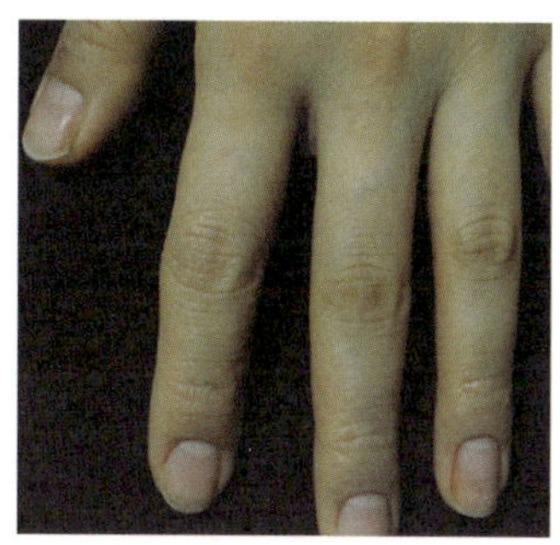

치료 전   치료 후

⫴ 금(金)형 + 폐한

비교적 발병 초기에 내원한 환자이다. 손가락 피부 껍질이 벗겨지고 작고 붉은 수포가 자잘하게 보인다. 이 정도 증세라고 해도 제법 심한 가려움이 동반된다. 이 환자분은 연고, 주사제 등 일체의 스테로이드를 사용하지 않았다. 1개월 치료 후 모든 증상이 사라졌다.

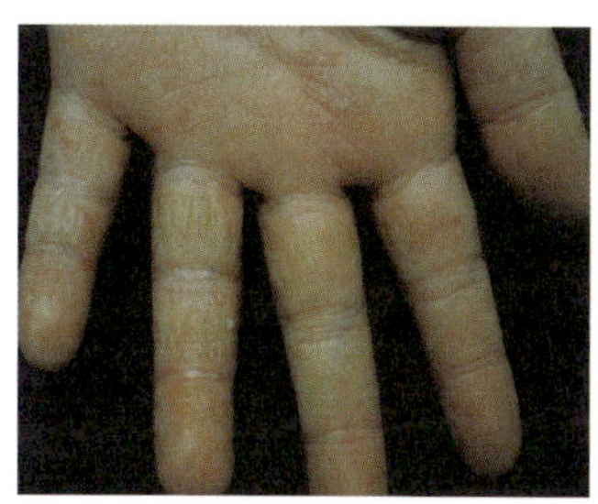 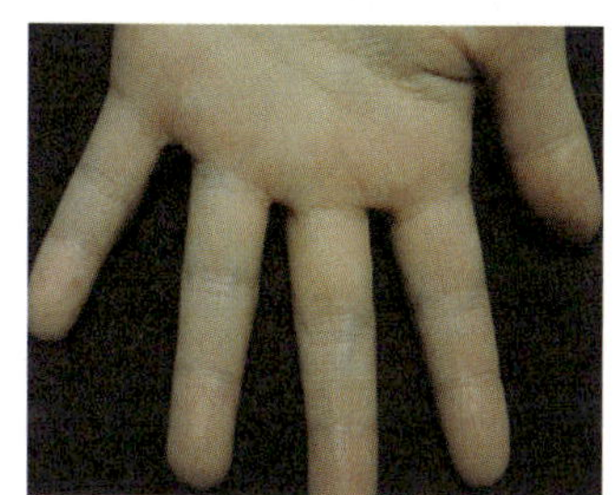

치료 전   치료 후

‖ 화(火) + 간위열

고등학교 때 한포진이 발병하여, 대학생이 된 현재까지 증상이 나아지지 않아 고운결한의원에 내원한 20대 여성이다. 쿼드-더블 분류상 '‖ 화(火)형+ 간위열'으로 진단된 이 분은 생리통이 심한 편이고, 간혹 폭식을 하며 식사를 제 때 못하면 속 쓰림이 있어 그럴 때마다 위장약을 복용한다고 한다.

환자분의 생리와 병리적 특성에 맞는 한약을 처방했고 외용 3단계 치료를 위주로 몇 가지 홈케어 치료를 병행했다. 치료 2개월 만에 수포, 가려움, 인설, 염증 전부 소실되었으며 거칠고 두터웠던 손바닥 피부가 정상화됐다.

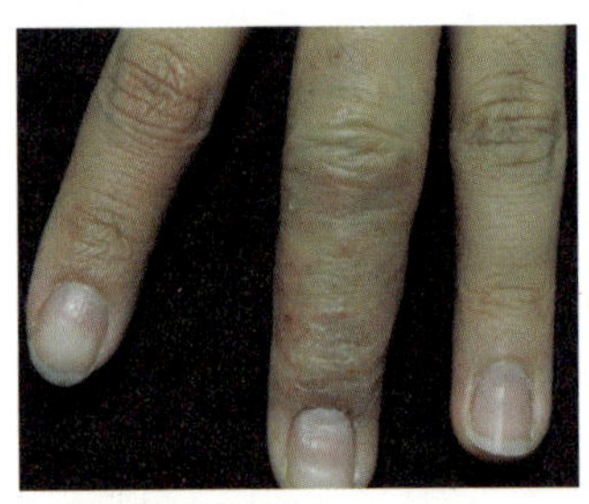

치료 전

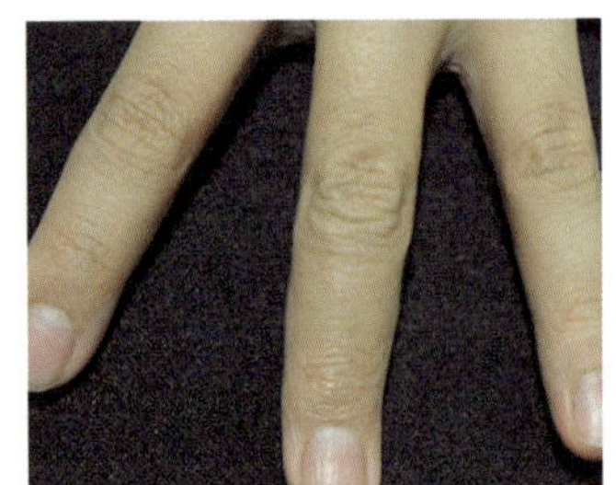

치료 후

‖ 화(火)형 +위열

1년 전부터 손가락과 손바닥에 물집과 가려움증이 생겨 내원한

30대 여성이다. 이 분은 더위에 약하고 소화력이 떨어지는 편이며 잘 때 하체에 땀이 나는 일이 잦다고 했다. 쿼드-더블 진단에 따른 한약을 처방하고 3단계 백결외용치료를 병행했다. 2개월 후 가려움, 수포, 인설 등 모든 증상이 소실돼 치료를 종료했다.

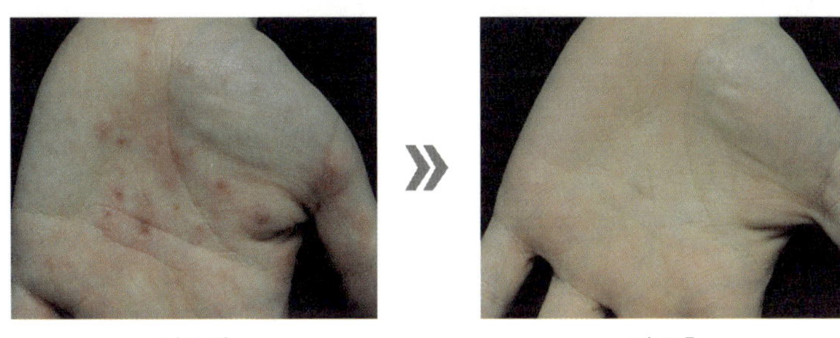

치료 전 　　　　　 치료 후

III 금(金)형 + 폐위한

오랜 기간 한포진으로 고생한 30대 여성이다. 가까운 피부과를 다니면서, 심할 때마다 스테로이드로 치료했으나 계속 상태가 심해져서 고운결한의원을 찾았다. 이 환자는 추위를 잘 타고, 아침에 일어나면 얼굴과 손이 잘 붓고 생리가 불규칙하고 양이 적으며, 잘 체하는 편으로 쿼드-더블 분류상으로는 'III 금(金)형 +폐위한'에 속했다.

　해당 병증을 해소할 수 있는 한약 처방과 함께 피부특성에 맞는 외용 소염 치료를 병행했다. 치료 2개월 후 가려움, 발적, 인설, 염증 등 모든 증상이 소실된 상태로 현재까지 안정적으로 유지되고 있다.

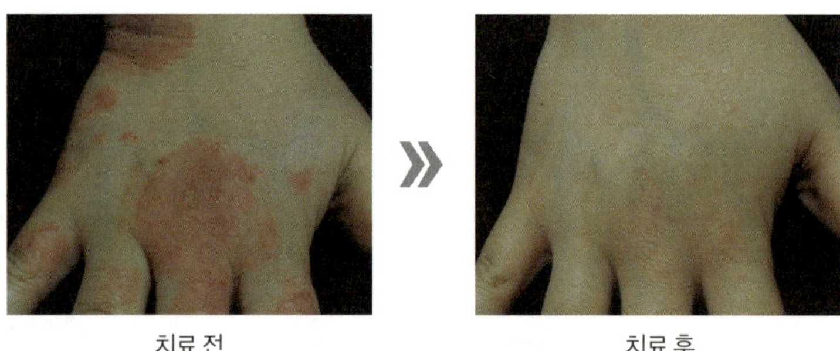

치료 전 　　　　　　　　　　　　　 치료 후

I 목(木)형 + 간위열

오랫동안 약하게 한포진을 앓아 오다가 1년 전부터 갑자기 급속도로 악화됐다는 30대 남성이다. 증상이 심할 때만 간간히 피부과에서 연고를 처방받아 사용하고, 증상이 조금 덜해지면 방치하며 지내왔다고 한다. 쿼드-더블 분류상 'I 목형 + 간위열형'에 속하는 분으로 땀이 많고, 식욕이 조금 과한 생리적 특징을 가지고 있었다. 업무상 술을 자주 마시는데 음주 후에는 한포진 증상이 더욱 심해져 잠을 못 이룰 정도라고 했다.

　해당 병리를 조절해 주는 환으로 된 한약과 백결외용치료제

skinex105와 1002를 병행 처방했다. 치료 한 달 반 만에 가려움과 염증, 각화 모두 호전되고 피부도 정상으로 회복되었지만 손톱은 조금 더 치료하기로 했다.

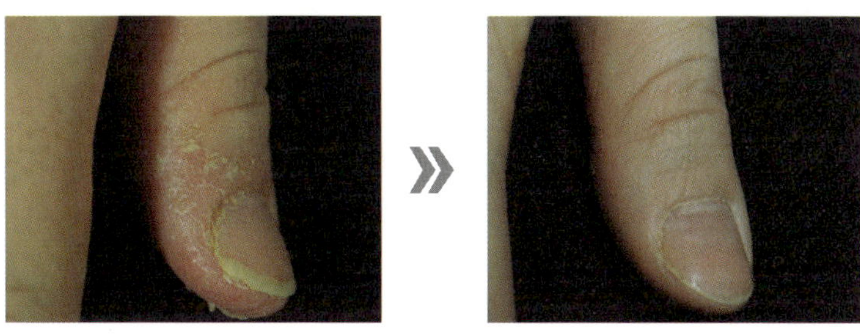

치료 전   치료 후

I 목(木)형 + 위열

'I 목 + 위열형'에 속하는 30대 여성이다. 추위를 많이 타지만 뜨거운 것을 싫어해서 사우나 등을 좋아하지 않고 주기적인 폭식으로 설사가 잦은 편이다. 빈 속일 때 속 쓰림이 심하고 간혹 가

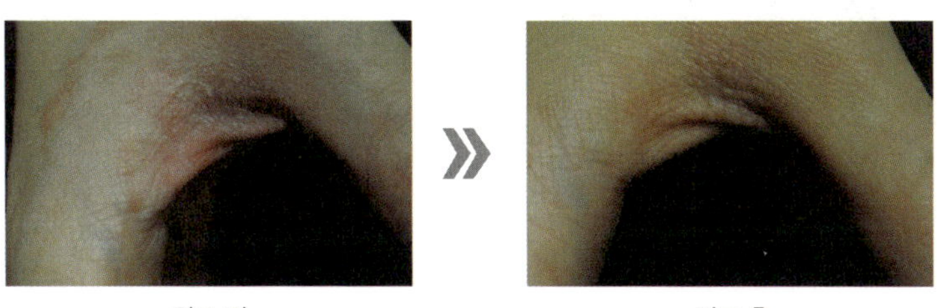

치료 전   치료 후

슴에 통증이 있는데 검사 상 문제는 없는 것으로 나왔다고 한다. 한약 처방과 백결 외용치료를 병행해 2개월 만에 완치됐다.

II 화(火)형 + 위열

한포진 병력 10년째의 30대 여성이다. 쿼드-더블 분류 결과 'II 화 + 위열형'으로 진단됐다. 생리통이 심하고 위염과 역류성 식도염 증세가 있어 속이 자주 쓰리고, 신물이 넘어오는 느낌을 자주 받았다. 더위와 추위 모두 심하게 타는 편이고, 가슴이 답답하거나 뻐근한 증상도 잦았다.

한포진 증세와 함께 해당 병리를 치료할 수 있는 한약처방과 함께 skinex 3단계 외용치료를 병행했다. 3개월 치료 후 역류성 식도염 증상과 생리통 모두 완화되었고 한포진 역시 깨끗해졌다.

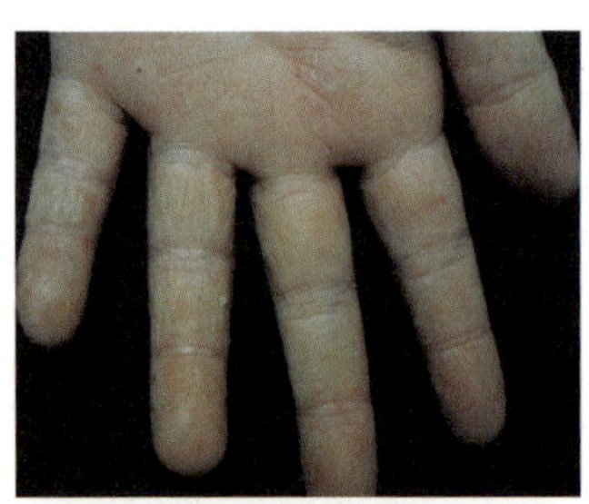

치료 전

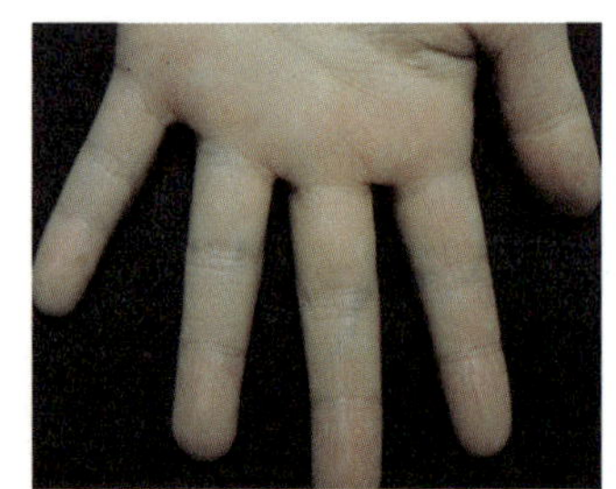

치료 후

직업상 잦은 음주를 피할 수 없었던 30대 남성분이다. 그 때문에 증상이 크게 악화된 채로 내원했다. 모든 피부질환이 그렇지만 한포진과 음주는 상극관계라고 할 수 있다. 한포진은 일종의 피부염이기 때문에 알코올 성분은 염증을 급속도로 악화시킨다. 쿼드-더블 진단에서 'Ⅰ 목 + 간열형'으로 분류된 이 환자분은 땀이 많고, 식욕과 소화기능이 좋아서 식사량이 많은 편이다. 체격이 크고, 성격도 호탕하지만 혈압이 다소 높은 편이다.

한약처방과 함께 skinex 외용제를 처방해 소염, 피부 재생 등의 치료를 병행했다. 치료기간은 물론 재발되지 않을 만큼 면역체계가 안정될 때 까지 금주를 하는 것이 관건이었는데 다행히 환자분의 적극적인 협조로 신속한 치료가 가능했다.

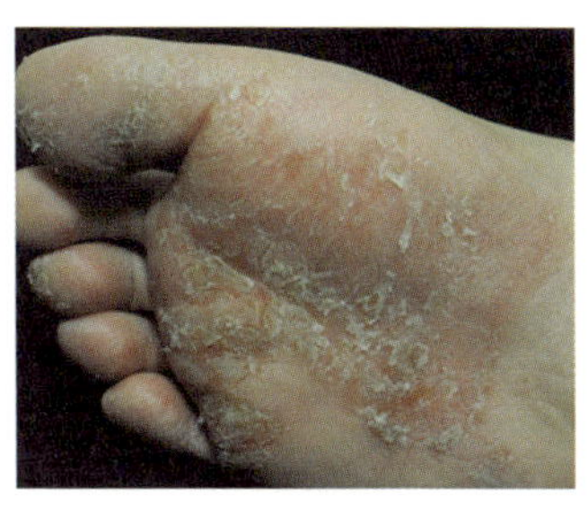

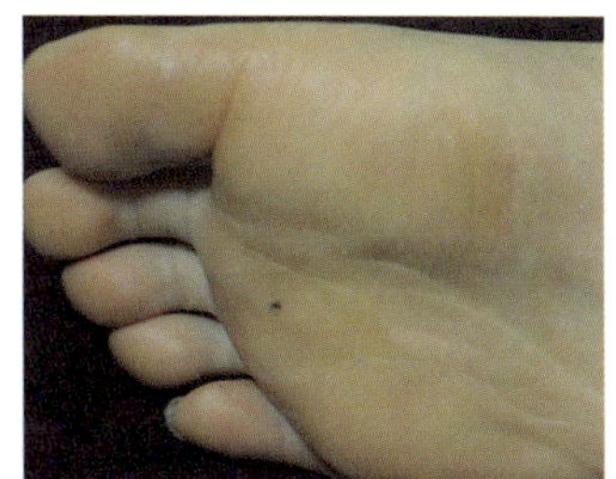

치료 전　　　　　　　　　　　치료 후

IV 수(水)형 + 위한신열

수년 전부터 한포진으로 손끝에 물집이 잡히다가 피부가 벗겨지면서 가려움이 동반되는 증상으로 내원한 환자분이다. 쿼드-더블 분류상 'IV 수 + 위한·신열형'에 속했는데 추위를 잘 타고 소화기능이 약하며, 땀을 거의 흘리지 않고 손발이 차고 침착하지만 내성적인 성격을 가지고 있었다. 진단에 따른 한약 처방과 함께 skinex 2001 외용치료를 병행해 3개월 만에 치료 종료됐다.

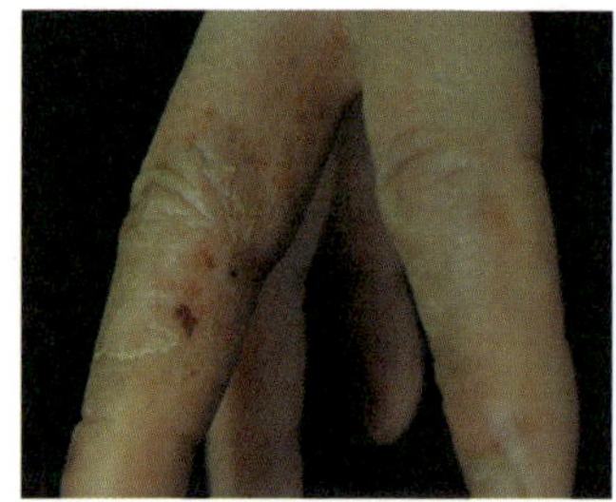
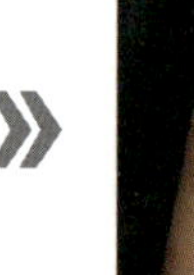

치료 전　　　　　　　　　　　치료 후

II 화(火)+ 위열

10여 년 이상 된 한포진으로 손톱까지 변형된 경우이다. 40대 여성인 이 환자는 성격이 급하고, 다혈질적인 성향을 가지고 있었다. 잔변감이 있고 추위에 약한 편으로 가끔씩 폭식을 하여 소화불량에 시달린다는 이 분은 쿼드-더블 분류 결과 'II 화 + 위열형'

으로 진단됐다.

환자분의 생리적, 병리적 특성에 따른 한약을 처방하고 skinex 항염, 재생치료를 병행했다. 3개월 치료 후 한포진으로 인한 가려움, 염증, 각화증이 모두 깨끗하게 치료되고 중지의 손톱변형까지 복구됐다.

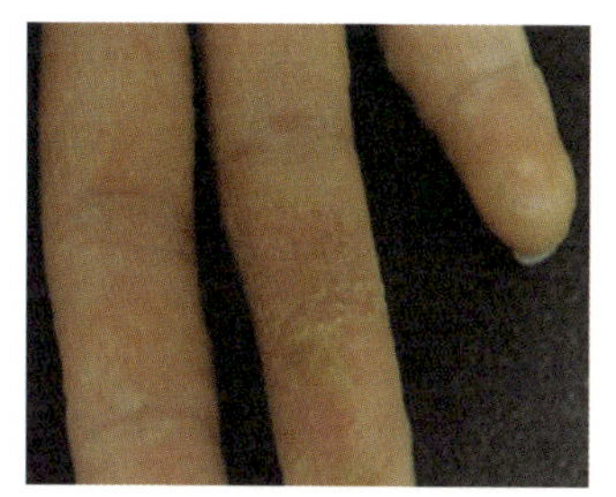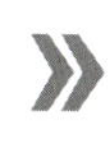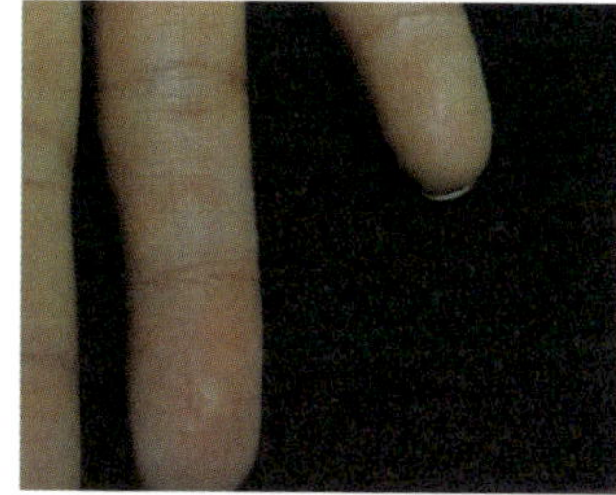

치료 전	치료 후

III 금(金)형 + 위한

쿼드-더블 분류상 'III 금 + 위한형'에 속하는 30대 여성이다. 땀이 많지 않고, 쉽게 지치는 편이며 소화가 잘 안 돼 소식을 해야 속이 편한 체질이었다. 추위를 많이 타고 손, 발과 하복부가 냉한 편으로 간혹 설사를 한다고 했다. 생리적, 병리적 특성의 조절을 통해 면역적 안정을 도모하기 위해 한약 처방과 함께 skinex 외용치료를 병행하여 3개월 만에 완치됐다.

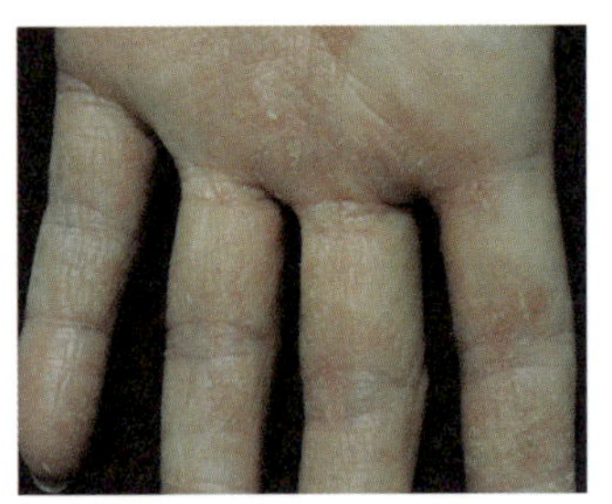
치료 전

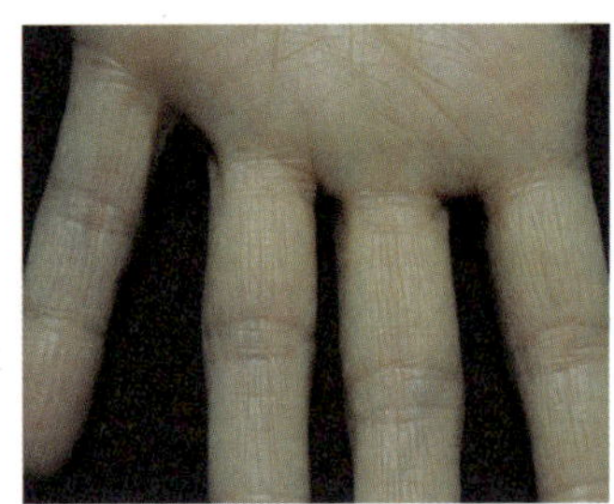
치료 후

| 목(木)형 + 위열

1년 동안 한포진으로 고생한 환자분이다. 전업주부인 환자는 세제와 생활 오염 물질을 자주 접하면서 짧은 기간에 증상이 급속히 악화됐다. 손가락 염증에 대한 항염 치료와 피부의 정상적 회복을 위한 재생치료를 병행하여 2개월 만에 깨끗하게 치료됐다.

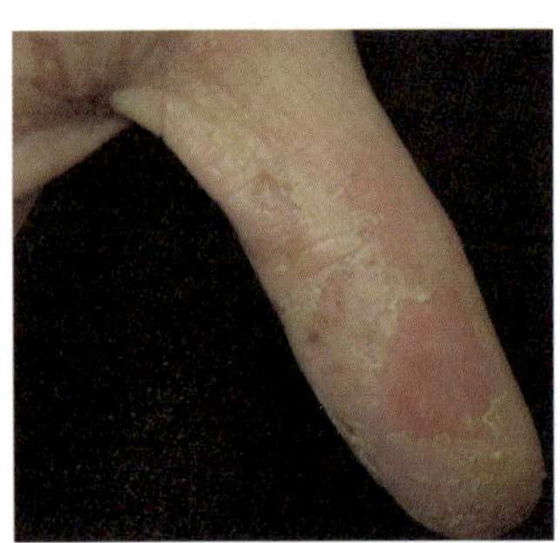
치료 전

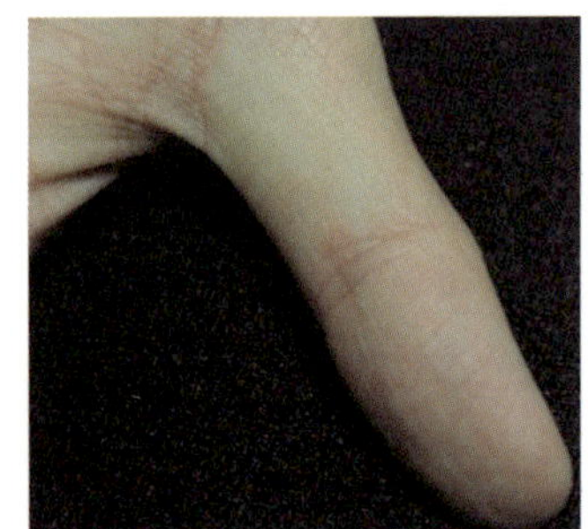
치료 후

한포진 초기에 병원을 찾은 30대 여성이다. 직장을 옮기면서 과도한 스트레스를 받았고 그로 인해 한포진이 생긴 것으로 추정된다. 약한 가려움증이 있고 염증으로 손바닥 피부가 벗겨지는 상태이다. 가려움을 줄이기 위한 백결치료와 함께 면역적 균형을 찾기 위한 한약복용을 통해 한 달이 안 되는 기간에 깨끗하게 치료됐다.

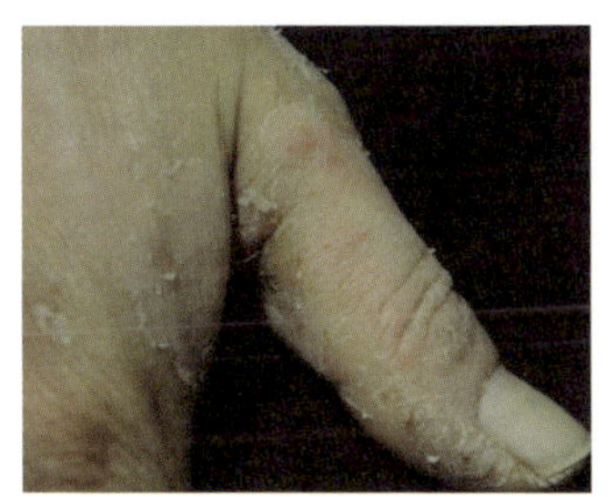
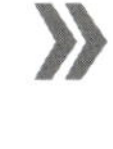
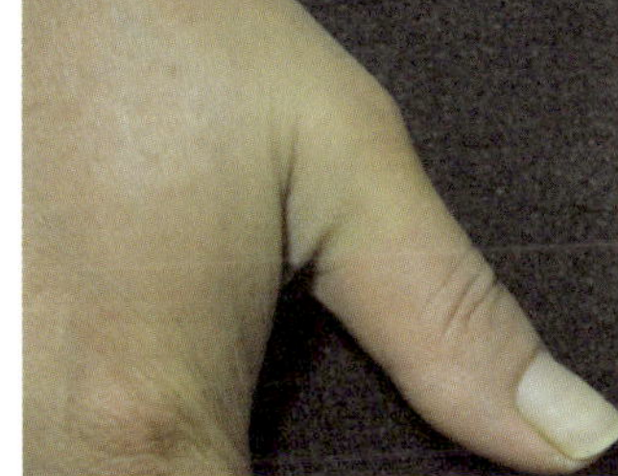

치료 전	치료 후

피부경과 기록으로 본 유형별 치료사례

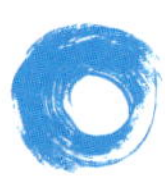

중증의 염증형 한포진

오래 전부터 손가락 한포진으로 동네 피부과와 대학병원에서 치료를 받았지만 점점 심해져, 고운결한의원에 내원한 환자분이다. 염증과 각화, 가려움으로 환부가 몹시 손상돼있었고 손가락을 펴지 못할 정도로 통증이 심했다. 치료 한 달 후 각화와 가려움은 조금 남아 있지만 염증은 많이 소실됐다. 이 환자는 생리통이 심하고 폭식경향이 있으며 성격이 급하고 스트레스에 민감한 체질이었다. 해당 병리에 맞는 한약을 처방하고 홈 케어와 손 관리 요령을 지도했다. 2개월 치료 후 깨끗한 피부로 회복되었고 생리통, 소화장애 등의 증상도 소실됐다.

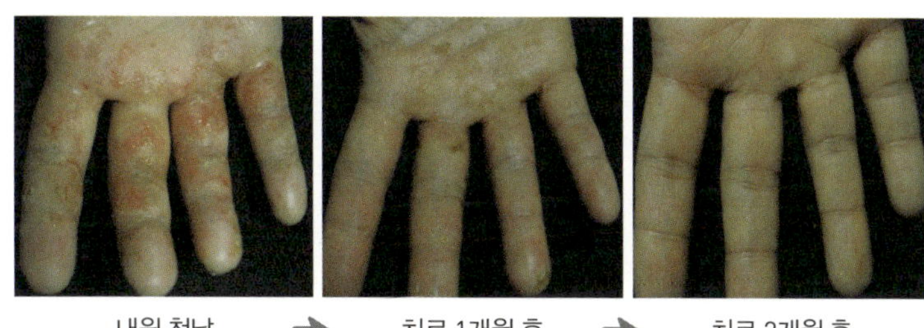

<table>
<tr><td>내원 첫날</td><td>➡</td><td>치료 1개월 후</td><td>➡</td><td>치료 2개월 후</td></tr>
</table>

각화형 한포진

피부과에서 3년 정도 스테로이드 연고와 복용약으로 치료 받다 호전되지 않아 내원했다. 발바닥 전체에 수포와 각질이 산재해 있고, 가려움도 매우 심한 상태였다. 치료 3주 후 더 이상 수포가 올라오지 않고, 발바닥의 각질 모두 소실되어 피부 탈락이 일어났다. 각화 피부가 떨어져야 부드러운 정상 피부가 재생된다.

　치료 시작 후 정확히 1개월 만에 치료가 종료됐다. 천연한약재를 이용한 한방치료의 가장 큰 장점은 스테로이드 등으로 인한

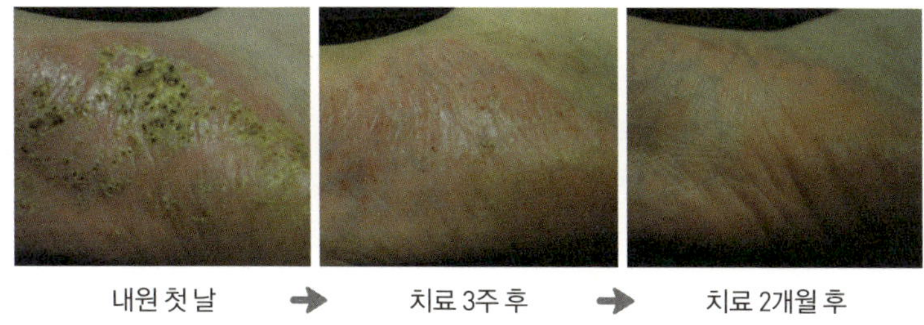

<table>
<tr><td>내원 첫날</td><td>➡</td><td>치료 3주 후</td><td>➡</td><td>치료 2개월 후</td></tr>
</table>

부작용 없이 놀랄만한 치료성과를 거둘 수 있다는 점이다. 환자를 그토록 괴롭히던 가려움도 모두 소실됐다.

스테로이드 주사를 오래 사용해온 환자의 한포진

피부과에서 스테로이드 주사를 맞으면서 증상을 관리해 온 경우이다. 2주에 한 번씩 주사를 맞았고 그때마다 가라앉았지만 다시 증상이 올라오는 기간이 짧아지고 점차 심해져 근본치료를 위해 고운결한의원을 찾았다고 한다. 스테로이드는 연고 < 경구용 < 주사제 순으로 강도가 높다. 스테로이드에서 벗어나는 동안의 부작용과 반동현상을 최소화하고 한포진 증상 악화와 2차 감염을 방지하기 위해 skinex 항염 외용제와 백결고를 처방했다.

치료 2주후 염증이 많이 가라앉고, 극심했던 가려움도 절반 이상으로 줄었다. 손바닥과 손가락의 염증은 크게 줄었지만 아직 약간의 상처와 붉은 기, 각화된 피부가 관찰됐다. 한 달 후 염증

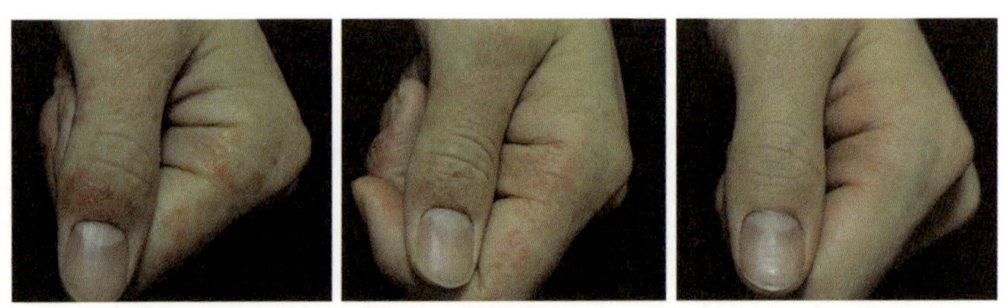

내원 첫날 ➡ 치료 2주 후 ➡ 치료 1개월 후

과 각화는 모두 소실됐고 각질도 거의 사라졌다. 3개월 후 가려움도 거의 느끼지 못하는 수준으로 떨어져 치료를 종료했다.

손톱 변형을 초래한 한포진

10여년 이상 손가락 한포진을 앓으며 양방 병원 피부과 여러 곳에서 치료를 받았지만 만족할 만한 효과를 얻지 못해 고운결한의원을 찾은 환자분이다. 오래된 한포진으로 손톱에 변형이 오고 가려움과 각화, 염증이 심한 상태였다. 이 분은 성격이 급하고, 다혈질적인 성향을 가지고 있었다. 대변을 매일 보기는 하지만 딱딱하게 굳어 보기가 힘들고, 항상 잔변감이 있었다. 추위를 잘 타는 편이고 평소 식사량이 많지는 않지만 가끔 폭식을 했다.

쿼드 –더블 진단에 따라 생리적, 병리적 특성에 맞는 한약을 처방하고 skinex 항염, 재생치료를 병행했다. 3개월 후 가려움, 염증, 각화증이 모두 깨끗이 사라졌고 한포진으로 인한 중지의 손

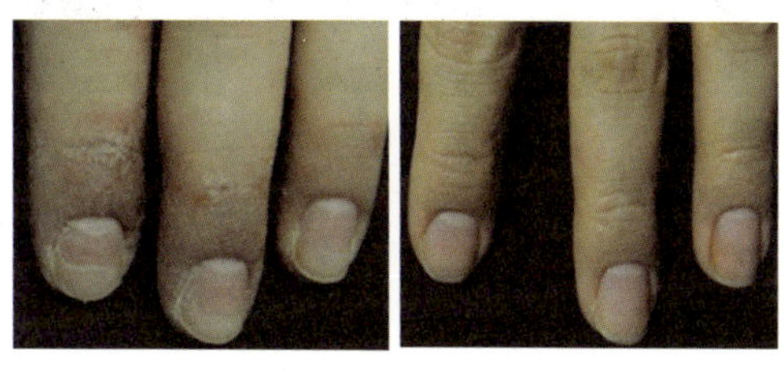

내원 첫날 ➡ 치료 3개월 후

톱 변형까지 모두 치료됐다.

자잘한 수포형 한포진

1~2년 전부터 손바닥에 수포가 한두 개 올라오면서 가려움증이 생겼고 그때마다 피부과에서 연고를 처방받아 사용하다가 증상이 완화되지 않아 고운결한의원에 내원한 환자다. 가려움이 심하고, 수포가 반복적으로 발생하고 일부 부위에는 염증 소견도 있었다. 1주일 후 수포의 90%가 가라앉았으며 가려움도 크게 줄었다. 1개월 후 수포는 모두 소실되었고 이후 더 이상 생기지 않았다. 염증 소견도 모두 없어진 상태이지만 재발의 가능성을 없애기 위해 조금 더 치료했다.

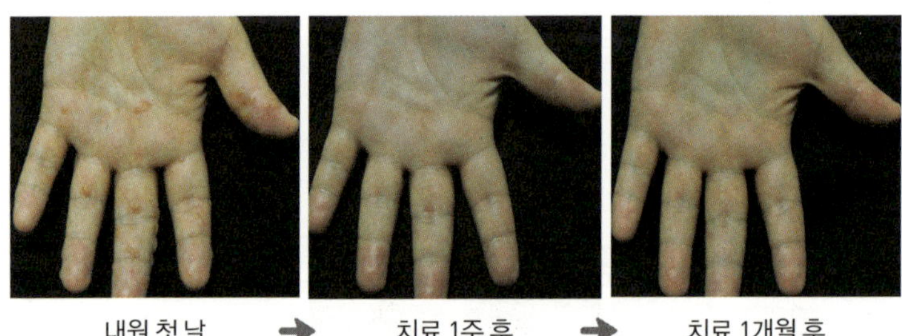

염증 + 각화형 한포진

한포진을 앓은 지는 오래됐으나 별다른 치료 없이 지내던 중, 2년 전부터 극심해져 대학병원 피부과에서 6개월 간 치료하다 별다른 변화가 없어 고운결한의원에 내원했다. 환자의 병리를 풀어주는 한약을 처방하고 피부의 재생, 소염을 도와주는 skinex 외용 치료를 병행했다. 증상이 심한 편이어서 skinex 3단계 치료법을 적용하여 수포, 가려움, 각화 등의 제증상이 모두 사라졌다.

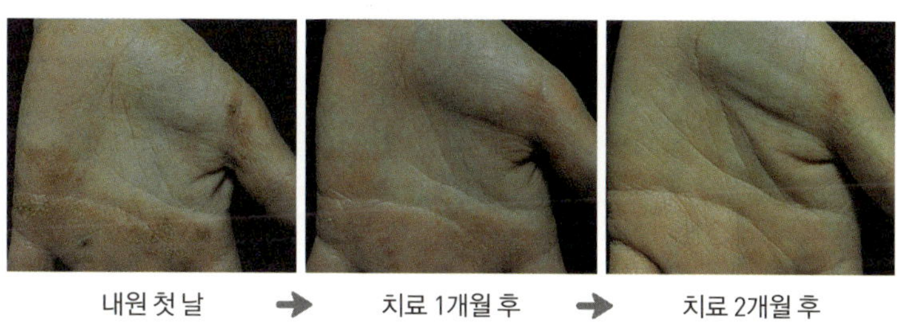

| 내원 첫 날 | → | 치료 1개월 후 | → | 치료 2개월 후 |

통증이 심한 한포진

이 환자는 추위를 잘 타고 식욕은 보통이지만 잘 체하는 편이었다. 손발도 차고 아랫배도 찬 편으로 물도 언제나 온수만 마셨다. 가끔 얼굴로 열이 오르는 상열감이 있고 이때 얼굴에 식은땀이 나기도 했다. 한포진 증상이 나타난 것은 3년 전인데 가려움보다 따갑고 아픈 증세가 심했다.

쿼드-더블 분류에 따른 한약을 처방하고 skinex 항염과 재생 치료를 병행했다. 치료 3개월 후 붉은 기와 염증이 사라져 치료를 종료했다. 환자분은 가려움증과 통증이 사라져 삶의 질이 높아졌다며 큰 만족을 표했다.

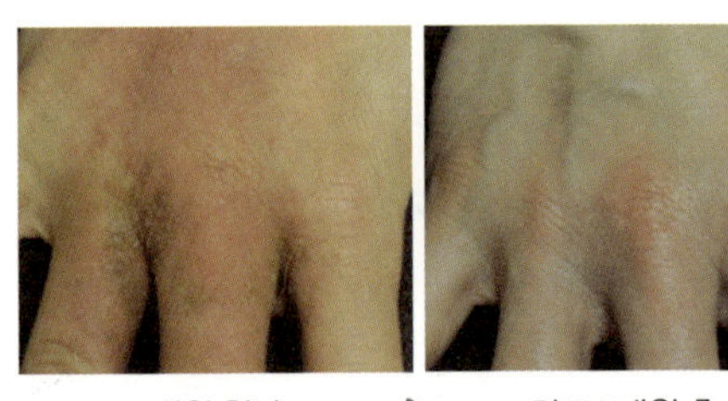

내원 첫날 ➡ 치료 3개월 후

초기 한포진

대학 병원에 근무하는 간호사분이다. 두 달 전쯤 증상이 시작됐는데 병원 피부과 연고를 발라보았지만 호전과 악화가 반복돼 한방치료로 눈을 돌렸다. 역시 의료계에 종사하다보니 일반인보다

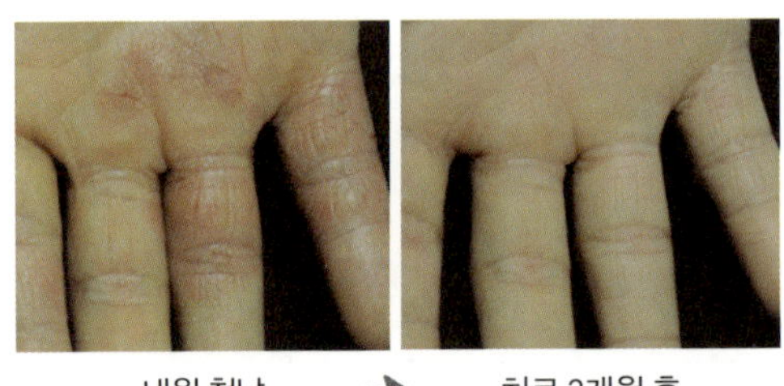

내원 첫날 ➡ 치료 3개월 후

조기치료의 중요성을 잘 알고 있어 초기에 내원, 치료가 순조로
웠다. 증세가 경미하여 한약 복용 없이 외용치료만으로 한 달 만
에 완치됐다. 어떤 병이든 조기에 치료하는 것이 가장 빨리 낫는
지름길이다.

스테로이드를 피해라! "한포진이 생기면 스테로이드연고
나 주사를 맞으면 된다." 이런 생각
으로 병을 키우는 환자가 적지 않다. 한포진을 비롯하여 대부분의
습진성 피부질환에 스테로이드 연고를 사용하는 것은 임시방편에
지나지 않는다. 오히려 스테로이드 연고를 장기간 사용할 경우 '반
동현상'이 생겨 올바른 치료를 방해할 뿐이다.

반동현상이란? 스테로이드 등의 면역 억제 약물을 장기간 사용
해온 경우, 이런 약물의 사용을 중단하면서 일시적으로 증세가 더
악화되는 현상을 말한다. 실제로 고운결한의원에 2009년~2012년
내원한 한포진 환자 144명을 대상으로 조사한 결과 ,한방치료를 받
기 전 다른 치료를 받은 적이 없는 환자들의 평균 치료 기간은 2.8
개월이었던 반면에 스테로이드 요법을 사용한 환자, 특히 장기간
사용한 환자들은 그 두 배 정도인 5.2개월이 걸렸다.

스테로이드는 강력한 항염증제로 피부질환에 사용시 매우 신속

하게 가려움과 염증을 잠재운다. 그러나 그것은 육안으로 보이는 현상일 뿐 한포진의 근본 이유라 할 수 있는 면역적 문제는 전혀 해결해 주지 못한다. 오히려 장기간 강한 농도로 사용하게 되면 국소 면역은 물론이고 면역계 자체에 악영향을 주게 된다.

한포진 초기에 스테로이드를 사용하면 매우 효과가 좋은 것 같다가도 시간이 지날수록 처음 같은 효과가 나타나지 않고 그럴 때마다 점점 스테로이드 농도를 높이는 이유는 국소 면역이 더욱 교란되고 있기 때문이다. 또한 처음에는 연고만 바르다가 점차 복용 약에서 주사제로 처방이 옮겨가는 것은 그만큼 강도가 높아지는 것이다. 스테로이드 제재는 주사제 > 경구용 > 연고 순으로 강도가 높으며 사용한 기간이 길수록 내성이 생겨 반동현상이 강하게 나타난다. 반동현상이 나타나지 않는다 하더라도 스테로이드 제재는 약효에 한계가 있기 때문에 바를 때는 잠시 호전되는 것 같아도 곧 증상이 악화돼 재발양상을 보이게 된다.

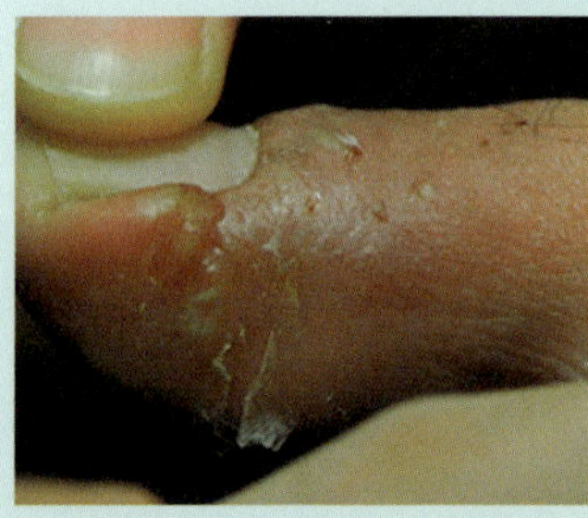

스테로이드 반동현상이 일어난
한포진 환자의 발

평소의 건강상태를 잘 유지하여 한포진이나 아토피, 건선 같은 면역 관련 피부질환에 걸리지 않도록 예방하는 것이 가장 중요하겠지만 어쩔 수 없이 한포진에 이환되었다 해도 곧장 스테로이드 치료를 강하게 시작하거나, 섣불리 민간요법을 시행하는 것은 피해야 한다.

3장

재발 없는
한포진 완전정복

한포진에 대한 7가지 오해

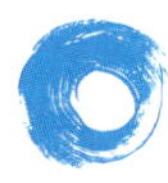

1 | 한포진은 전염된다? No

한포진은 바이러스나 세균감염에 의해 일어나는 것이 아니므로 전염되지 않는다. 만일 한포진의 발생 원인이 피부에 있다면 전염이 될 가능성도 있다. 그러나 한포진은 피부의문제로 일어나는 질환이 아니다.

무좀같은 질환은 무좀균, 즉 곰팡이 균에 의해 발생하는 질환이기에 그 균으로 인한 전염이 가능하지만 한포진은 균으로 인한 질환이 아닌 면역력과 관련된 질환이다. 면역력 교란으로 발생하는 인체 내부의 문제이기 때문에 절대 전염되지 않는다. 그러므로 자신의 한포진이 사랑하는 가족이나 자녀에게 옮을까봐 노심

초사 할 필요가 전혀 없다. 다만 한포진의 주증상인 수포가 터지면 주변으로 수포가 번지는 증상은 나타날 수 있으므로 일부러 터뜨리는 일은 피하는 것이 좋다.

2 | 한포진은 불치병이다? No

양방치료만 받아본 환자들은 한포진 증세가 나아지는 듯 하다가 치료를 중단하면 바로 악화되는 일에 익숙하다. 그러다보니 한포진은 절대 완치될 수 없으며 평생 안고 살아가야 하는 병으로 생각하는 경우가 많다.

올바른 한포진 치료법이란 눈에 보이는 한포진의 피부 증상만을 대상으로 하는 것이 아니라 한포진이 생기게 된 체내 원인 자체에 초점을 맞춘 것을 말한다. 피부과에서 한포진 치료에 주로 쓰는 스테로이드 호르몬제는 피부의 겉만 치료하는 효과가 있기 때문에 재발률이 높을 수밖에 없다. 이런 식의 치료법은 스테로이드 연고를 중단하는 순간 질환이 다시 원점으로, 아니 장기적으로 볼 때는 더 심해지는 결과만을 초래할 뿐이다.

한약과 외용치료, 식이요법으로 구성된 한방치료는 근본원인을 치료하기 때문에 재발없는 완치가 가능하다. 또한 한포진의 근본원인은 사람마다 다르므로 1:1 맞춤치료가 반드시 필요하다.

불치병은 아니지만 그렇다고 가만 놔두어도 저절로 낫는 병은 더더욱 아니다. 한포진의 발병 초기에는 계절이나 컨디션에 따라 증세가 좋아졌다 나빠지기를 반복한다. 그러다보니 "이러다가 언젠가는 낫겠지" "지금은 피곤해서 그런 걸 거야, 나중에 몸 상태가 좋아지면 좋아지겠지"하는 생각을 하기 쉽다.

만의 하나, 아주 운이 좋은 경우 그럴 수도 있겠지만 대부분의 한포진은 시간이 지나면 아무는 듯해도 다시 증상이 반복되는 만성 피부질환이다. 모든 병이 그렇지만 원인을 해결하지 않는 한 저절로 완치되는 경우는 거의 없다. 오히려 증상이 심해지면 손발의 사용이 불편해지므로 초기에 적극적으로 치료하는 것이 좋다. 그냥 두면 자연스럽게 나을 거라는 생각에 방치할 경우 환부가 점점 넓어지면서 손발톱의 변형을 초래할 수도 있다. 한포진은 호전과 악화가 반복되는 질환이므로 초기에 적극적인 치료를 한 뒤, 적절한 관리로 재발을 예방하는 것이 중요하다.

4 | 한포진은 유전된다?　No

자녀에게 한포진이 유전되거나 전염될까봐 걱정하는 임산부들이 적지 않다. 임신 전에 이미 한포진을 앓고 있었건, 임신 후 증상이 생겼건 한포진은 유전과는 관계없다. 다만 임신 중에는 면역체계가 비 임신기와 조금 다른 경향이 있고, 약치료를 하기에 조심스러운 게 사실이므로 환자나 의료진 모두 신경이 쓰이는 건 사실이다. 하지만 어머니가 질환으로 인해 너무 스트레스를 받거나 가려움증 등으로 인해 잠을 잘 못 잘 경우 이 또한 아기에게 좋지 않은 영향을 끼칠 수 있으므로 태아에게 해가 되지 않는 선에서 임산부의 증상을 최소화할 수 있는 치료를 하는 것이 좋다.

또한 아이가 태어나 성장한 후 부모와 자녀가 모두 한포진이 생겼다고 해도 이는 유전에 의한 것은 아니다. 그보다는 가족끼리는 체질이 비슷한데다 잘못된 생활습관, 즉 식생활이나 영양상태, 수면습관, 스트레스 등의 공통요인에 영향을 받아 같은 질환에 노출됐다는 것이 더 옳은 설명이다. 즉 한포진은 유전은 아니지만 가족력의 성향은 있다.

5 | 한포진은 직업병이다? No/Yes

그럴 수도 있고 아닐 수도 있다. 한포진의 정확한 원인은 밝혀지지 않았지만 니켈, 크롬, 코발트 등 금속물이나 특정 화학 약품 등과의 잦은 접촉이 요인으로 꼽힌다. 그래서인지 한포진은 미용사에게 잘 나타나는 질환이다. 샴푸 등으로 물과의 접촉이 잦은 데다 퍼머약이나 염색약 등의 강한 화학성분에 노출돼있기 때문으로 보인다.

실제로 내원하는 환자의 직업군을 살펴보면 미용사, 간호사, 귀금속 가공사가 큰 비중을 차지한다. 그렇다고 해당 직업을 가진 사람들 모두에게서 한포진이 나타나는 것은 아니다. 면역체계의 균형이 깨진 상황에서 화학물질 취급 등 외부 요인이 결합되어 피부질환이 생기게 된 것이다. 사실 직업적 환경과 한포진 발병의 인과관계가 정확하다면 일정 기간 일을 쉬면서 치료에 전념하는 것이 재발없는 완치의 지름길이다. 하지만 일을 그만둘 수 없다면 근본적으로 면역체계를 바로잡는 한방치료를 통해 자극물질과 접촉해도 쉽게 한포진이 발생하지 않는 체질로 바꾸는 노력이 필요하다.

6 | 한포진 물집은 절대로 터뜨려서는 안 된다? No/Yes

일반적으로는 한포진 물집은 터뜨리지 않는 것이 좋다. 하지만 이런 강박이 지나쳐 한포진의물집이 하나라도 터지면 큰일 나는 것처럼 생각할 필요는 없다. 작은 물집 한 두 개가 터지는 것은 큰 상관이 없기 때문이다. 사실상 한포진 수포는 굳이 터뜨리지 않아도 호전이 되면 자연스레 없어진다.

다만, 수포가 너무 크고 넓은 경우에는 터뜨려서 삼출물을 빼주는 것이 피부 재생에 도움이 되며 부종으로 인한 통증을 완화시키는 것에도 도움이 된다. 그러나 이 경우에도 환자 스스로 수포를 터뜨리면 2차 감염에 노출될 가능성이 있으므로 전문적인 치료 기관을 찾는 것이 좋다.

정리하자면 한포진 수포는 터뜨린다고 해서 큰 문제가 있는 것은 아니지만, 굳이 터뜨릴 이유가 없고 잘못하면 2차 감염의 위험이 있으므로 건드리지 않는 것이 좋다.

7 | 다한증이 있는 사람은 한포진이 생길 가능성이 높다? No/Yes

다한증과 한포진의 관계는 있다고도 할 수 있고, 없다고도 할 수 있다. 한포진은 초기에는 손, 발의 땀구멍에서 생기는 염증으로 파악됐었다. 때문에 다한증과도 관계가 있을 것으로 이해하는 것이 일반적인 학계의 분위기였다. 한포진이라는 이름도 여기에서 유래됐다. 하지만 연구가 진행되면서 한포진은 땀구멍에 생기는 염증이 아니라는 사실이 밝혀지고, 이에 따라 다한증과 직접적인 연관도 없는 것으로 나타났다. 실제로 다한증 환자들이 모두 한포진이 있는 것도 아니며 다한증이 있더라도 관리를 잘하면 한포진으로 옮겨가지 않는다.

다만, 손발에 땀이 잘 나는 습윤한 환경이 염증을 악화시킬 수 있으며, 다한증으로 인해 손발을 자주 씻어서 손발에 자극을 주게 되면 한포진의 염증 또한 악화될 수 있다.

환자들이 가장 궁금해 하는
한포진 Q&A

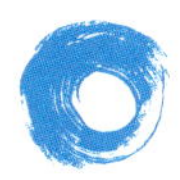

Q 스테로이드 연고를 절대 사용하면 안 되나요?

A 스테로이드는 단기적으로는 증상 완화에 도움이 되지만 지속적으로 사용하게 되면 피부가 얇아지면서 다양한 부작용이 생길 수 있다. 스테로이드는 피부가 찢어질 듯 아프거나 가려움증으로 잠을 전혀 이루지 못할 경우 등 견디기 힘든 경우에만 응급 처치 개념으로 사용해야 한다. 그리고 사용할 때마다 날짜를 기록하여 얼마나 자주 쓰고 있는지 알고 있는 것이 좋다.

스테로이드는 면역반응을 잠시 가라앉혀 증상을 일시적으로 잠재우는 대중 치료제일 뿐 약을 중단하면 증상은 다시 올라온다. 이런 방법으로는 한포진의 근본 원인, 즉 면역체계의 교란은

해결되지 않는다. 하지만 중요한 외부 일정이나 행사를 앞두고 있어 한 두 번 사용하는 것은 관계없다.

Q 손발에 한포진이 생긴 임산부인데 한약 복용과 치료가 가능한가요?

A 한포진은 임신 전후 또는 출산 전후에 생기는 경우가 많다. 한포진의 발병 기전에 호르몬변화가 영향을 미치기 때문이다. 임산부의 경우 한약 복용에 대한 우려가 가장 클 것이다. 양방에서도 임산부에게는 스테로이드 성분의 약을 처방하지 않는다. 한포진이라는 질환 자체는 뱃속의 아이에게 전혀 영향을 주지 않지만 스테로이드 제제는 태아에게 영향을 줄 수 있기 때문이다.

결론부터 말하면 임산부라 하더라도 한약 복용 없이 광선치료나 외용치료만으로 일주일 이내에 가려움증, 수포 등의 증세를 50% 이하로 완화시킬 수 있다. 임신 중에 하는 외용치료나 침 치료, 광선 치료 등은 태아에게 전혀 해가 되지 않으므로 걱정하지 않아도 된다.

일단 출산 전까지 증세를 최대한 완화시키고, 출산 이후 근본적인 면역치료를 하면 안전하게 완치까지 갈 수 있다. 환자 입장에서는 규칙적인 식습관과 충분한 수면 등 임산부로서의 일상생활 관리에 더 신경을 쓰는 것이 좋다. 또한 체내에 독성 노폐물이 쌓이지 않도록 밀가루, 인스턴트, 패스트푸드 등을 삼가고 편안한 마음을 유지하도록 노력해야 한다.

Q 민간요법은 무조건 나쁜가요?

A 처음엔 각화형 한포진이었는데 한약재나 기타 약물을 환부에 바르다가 그 부작용으로 염증형 한포진으로까지 번져 병원을 찾는 경우가 종종 있다. 이것은 매우 위험한 일로, 염증형 한포진뿐만 아니라 각종 습진, 접촉성 피부염에 검증이 안 된 약물을 바르다가 이차감염에 의한 봉와직염 등의 부작용을 가져올 수 있다. 전문적인 지식 없이, 함부로 자신의 몸을 실험해서는 안 된다.

Q 가급적 물과의 접촉을 줄여야 한다는데 사실인가요?

A 일단 한포진이 생겼다면 물이나 세제, 약물, 금속물 등과의 접촉을 최소화하는 것이 좋다. 손을 너무 자주 씻는 것 또한 좋지 않으며 미지근한 물로 씻은 뒤 바로 수건으로 물기를 닦아내도록 한다. 한포진이 발생한 부위는 청결을 유지하되 보습제를 충분히 발라주도록 한다. 이때 보습제는 자극이 적은 오일류를 사용한

다. 또한 상처 부위로 2차 감염이 생길 수 있으므로 맨손으로 날
고기나 생선을 만지지 않는 게 좋다.

 영유아나 어린이도 한포진에 걸리나요?

 한포진은 대부분 어른들에게 많이 나타나지만 요즘에는 어
린이 환자도 늘어나는 추세다. 또한 영유아도 몸에 알러지가 있
거나 피부가 민감해 염증이 잘 생기는 체질일 경우 한포진이 생
길 수 있다. 아기들은 아직 피부가 약하고 면역체계가 완성되지
않아 발병한 것이기 때문에 한방치료를 통해 몸의 면역력을 증강
시켜주면 호전과 완치가 가능하다.

아이의 손에 단순히 물집이 생긴 거라면 한포진이 아닌 수족
구일 수 있다. 수족구는 일종의 바이러스 감염인데 손과 발, 입에
수포가 생기는 것이 특징이다. 일주일 정도 지나면 자연 치유되
므로 간단한 소아과 진료만 받아도 된다. 그러나 물집이 오래가
는 경우에는 다른 질환일 수 있으니 반드시 의료기관을 찾아가
정확한 진료를 받아보는 것이 좋다.

 아토피와 한포진의 동시 치료가 가능한가요?

 아토피와 한포진은 완전히 다른 질환이지만 한포진 환자의

50% 정도가 아토피 병력을 가지고 있는 것으로 보고되고 있다. 다행히도 한포진과 아토피는 둘 다 면역관계 질환이라는 공통점이 있다. 그러므로 쿼드-더블 분류에 따라 병리적, 생리적 단계가 진단되면 그 환자의 면역체계를 바로잡는 탕약은 동일처방이 가능하다. 다만 한포진과 아토피의 외용치료 메커니즘은 조금 다를 수 있으므로 환자가 더 고통을 느끼는 증세가 심한 질환부터 중점적으로 치료해나가는 것이 효과적이다.

Q **한포진 완치되기까지 기간은 얼마나 걸리나요?**

A 치료 기간은 환자의 나이, 환경, 체질, 생활 습관, 자극받는 소인에 따라 차이가 많이 나기 때문에 일률적으로 완치기간을 말하기는 어렵다. 완치라는 개념은 치료 종료 후 최소 6개월에서 1년 이내에 재발되지 않는 상태를 말한다. 짧게는 한 달에서부터 길게는 1~2년까지 치료하는 경우도 간혹 있다. 특히 오랜 기간 호전과 재발을 반복했거나 스테로이드 치료를 장기간 받은 경우에는 반동현상으로 인해 치료가 지연되기도 한다.

치료기간 동안 식이요법도 매우 중요한데 한포진을 악화시킬 수 있는 술, 담배, 인스턴트 음식, 밀가루, 육류 등을 무분별하게 섭취할 경우 치료기간이 늘어날 수밖에 없으므로 조심해야 한다.

Q 한포진과 주부습진은 어떻게 다른가요?

A 주부습진과 한포진은 둘 다 손에 생기는 피부염증이라는 점에서는 비슷하다. 증상도 수포, 발진, 소양감, 각질 등 눈으로 보기에는 유사한 측면이 있다. 하지만 주부습진이 물이나 세제 등의 잦은 접촉으로 인해 피부가 건조해져 염증이 발생하는 것이라면 한포진은 특정 원인이 있다기보다 스트레스나 체내의 다양한 문제가 복합적으로 작용하여 면역체계가 교란돼 나타나는 질환이다. 치료법 역시 가벼운 주부습진이라면 물이나 세제와의 접촉을 줄이고 보습에 신경을 쓰면 곧 호전되지만 한포진은 근본적인 원인 해결이 되지 않으면 완치가 어렵다.

Q 한포진과 무좀의 차이점은 무엇인가요?

A 한포진과 무좀은 눈으로 봤을 때 비슷한 증상을 보이지만 엄연히 다른 질환이다. 한포진은 피부 습진의 일종으로 손과 발에 물집과 가려움증이 생기는 만성 재발성 피부질환이다. 무좀은 무좀균의 번식으로 생기는 곰팡이성 질환으로 일상생활 중에 타인으로부터 전염되기도 하고 면역체계가 교란됐을 때도 발생할 수 있다. 한포진은 손이나 발에 수포를 동반해서 나타나지만 무좀은 수포가 반드시 나타나는 것은 아니며 발생 부위 또한 발가

락 사이 등 습한 곳에 집중된다.

일반적으로 무좀은 항진균제 처방으로 호전될 수 있으므로 약국에서 판매하는 무좀약을 사용해 효과가 없다면 곰팡이균으로 인한 무좀이 아님을 알 수 있다. 또한 만일 한포진과 무좀이 같이 있을 경우 한포진 치료를 위해 스테로이드제를 사용한 경우라면 진균이 더 활성화되어 무좀이 악화되는 결과를 초래하기도 하므로 주의해야 한다.

Q 반드시 한약을 먹어야 하나요?

A 한약 자체에 대한 거부감 때문에 혹은 비용 문제로 한약 복용을 망설이는 분들이 있다.만일 한포진이 발생한 지 얼마 되지 않고, 증세가 가볍다면 한약을 꼭 먹지 않더라도 외용치료만으로 효과를 볼 수 있다. 하지만 증상이 심하고 발병기간이 오래 됐다면 한약복용을 통해 근본적인 치료를 해야 재발 없이 완치된다.

한포진은 근본적으로 피부 겉면의 문제가 아닌 신체내부의 면역체계 교란으로 인한 내과적 질환이기 때문이다. 피부 증상에만 연연할 것이 아니라 체내의 잘못된 부분을 찾아 전체의 균형을 바로잡고 질환에 대한 신체 방어력을 키워야 한다. 한약처방과 함께 증상을 완화하는 외용치료를 병행하는 것이 피부질환의 기본 한방치료방법이다.

Q 한포진과 다한증을 같이 앓고 있는데 어떻게 치료하나요?

A 한포진을 앓고 있는 사람 중에 많은 경우가 다한증 증상을 호소한다. 손, 발의 다한증이 한포진이 발생하기 좋은 환경을 만들 수 있기 때문이다. 한포진과 다한증은 인체 내적인 문제가 발병원인이라는 점에서 공통점이 있다. 내부의 잘못된 부분을 바로잡아 한포진이 치료된다면 자연스럽게 다한증도 호전이 된다.

다한증을 치료할 때 보톡스 등을 이용해 시술할 경우 보상성 다한증이라는 문제를 불러일으킬 수 있다. 땀이 배출되어야 하는데 통로를 막아버리니 땀이 다른 곳으로 배출되는 것이다. 또한 한포진 증상완화를 위해 스테로이드 같은 약을 사용하는 것은 잦은 재발을 불러오기 때문에 되도록 쓰지 않는 것이 좋다. 한포진과 다한증 치료를 위해서는 무엇보다 내 몸 내부의 이상을 정상화 시키는 것이 우선돼야 한다.

Q 피부질환에 있어서 한방치료와 양방치료의 가장 큰 차이점은 무엇인가요?

A 많은 분들이 양방치료와 한방치료 중 어떤 게 더 좋은지 묻

곤 한다. 치료법은 어떤 게 좋다 나쁘다 판단할 문제가 아니라 자신의 질환에 맞는 치료법이냐 아니냐가 중요하다. 양방치료는 피부질환을 치료할 때 스테로이드제나 항히스타민 같은 호르몬 억제제를 처방한다.

이런 약은 효과가 빠르게 나타나고 대부분의 사람들에게 그 효과가 적용된다는 장점이 있다. 쉽고 간편하게 증상을 호전시킬 수 있기 때문에 많은 피부질환 환자들이 이 방법을 선택하는 것이 사실이다. 하지만 재발이나 부작용을 막을 수 없다는 치명적인 단점도 있다.

부신피질 호르몬제로도 불리는 스테로이드제는 비정상적으로 증식하는 세포를 억제하는 역할을 하기 때문에 약효가 떨어지면 금새 재발하여 환자의 의존성이 높아진다. 약을 끊거나 줄이면 증상이 바로 악화되는 것은 이 때문이다.

한방치료는 양방치료와 완전히 관점이 다르다. 눈에 보이는 증상보다는 눈에 보이지 않는 원인에 초점을 맞추고 치료하게 된다. 신체 전반의 기능을 상승시켜 질환을 방어할 수 있는 면역력을 회복시키고 자생적 면역력을 키우는 치료에 초점이 맞춰진다. 원인해결을 통한 근본 치료로 악화와 재발을 막고 건강한 신체를 만들어 질환이 생기지 않는 몸 상태를 만들어주는 것이다.

스테로이드제 같은 인위적인 약물처럼 한 번에 질환을 완화시킬 수는 없지만 인체의 자생력을 회복시켜 피부질환을 치료하는 것이기 때문에 해가 없는 것은 물론이며 어떤 인위적인 약물보다 강력하다.

Q 한포진은 손발 이외에 다른 신체부위에도 생길 수 있나요?

A 한포진이 손발을 벗어나서 다른 부위에 생기는 경우는 매우 드물다. 만일 수포가 전신으로 퍼졌다면 이는 한포진이 아닌 다른 바이러스성 피부질환일 가능성이 높으므로 전문가의 진단을 받아보는 것이 좋다. 수포가 생기는 대표적인 바이러스성 질환은 수두, 전염성 연속종, 수족구, 대상포진, 헤르페스 등이 있다.

한포진에 좋은 음식, 나쁜 음식

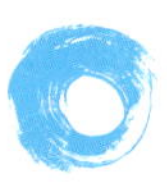

한포진에 좋은 음식

피부질환은 평소의 식습관과 밀접한 관련이 있다. 아무리 한약을 챙겨 먹고 외용제를 열심히 발라도 좋지 않은 음식을 먹으면 바로 증세가 악화된다. 한포진에는 브로콜리, 콩, 당근 등 녹황색 채소가 가장 좋다. 그 중에서도 각장 좋은 식품은 콩. 콩을 원료로 한 두부, 두유, 청국장 등은 한포진의 완화에 큰 도움이 된다. 이와 함께 조리하지 않은 신선한 야채와 제철과일은 마음 놓고 먹어도 되는 음식이다. 모든 버섯류, 된장국, 김치, 간장 등의 발효 식품도 안전하다.

✔ 브로콜리, 콩, 당근 등 녹황색 채소

✔ 두부, 두유, 된장, 청국장 등 콩으로 만든 식품

✔ 제철 과일

✔ 보리, 현미, 팥 등 곡물류와 버섯

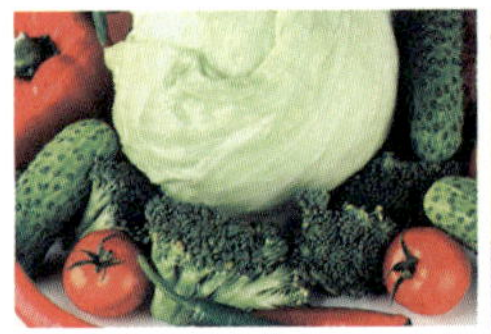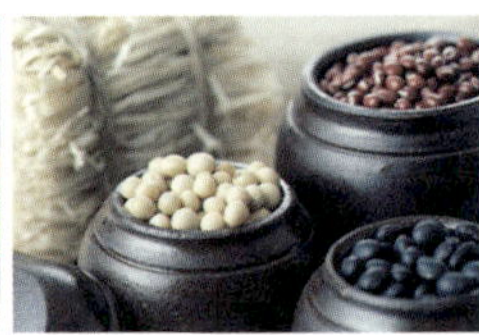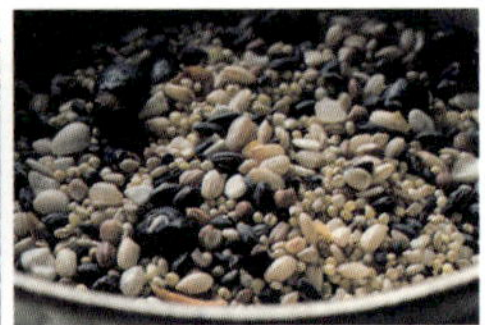

한포진에 나쁜 음식

육류 중에서 돼지고기와 닭고기는 한포진 치료 시 피해야 할 음식이다. 돼지고기, 닭고기는 피부의 가려움을 심하게 하므로 섭취를 자제해야 한다. 해조류, 흰살 생선, 조개류는 사람에 따라 해가 되지 않기도 하므로 추이를 지켜보며 먹는 것은 무관하다. 하지만 성장호르몬이나 항생제가 투여되었거나 유전자 조작사료를 먹인 광어, 우럭 등의 양식 어류는 해롭다. 우유, 치즈, 발효유 등 유제품도 난치성 피부질환에는 삼가는 것이 좋다. 커피와 과자, 청량음료, 햄버거 등의 인스턴트 음식, 술과 담배, 마가린이나 버터 등 유지류 등도 한포진을 악화시키는 음식이다. 개소주, 흑염소 등의 보양식도 절대 먹어서는 안 된다.

- ✔ 쇠고기, 돼지고기, 닭고기 등 육류
- ✔ 고등어, 참치 등의 등 푸른 생선과 우럭, 광어 등 양식 어류
- ✔ 밀가루 및 라면, 햄버거, 피자, 과자 등의 인스턴트 음식
- ✔ 우유, 치즈, 요플레 등 유제품
- ✔ 술, 담배, 커피 등 카페인 음료

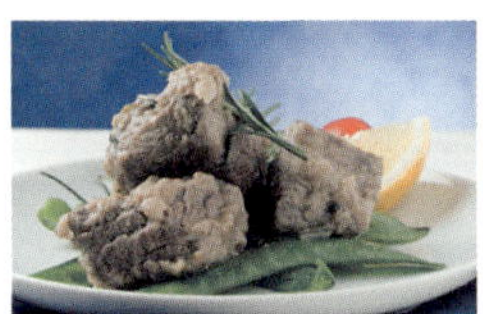 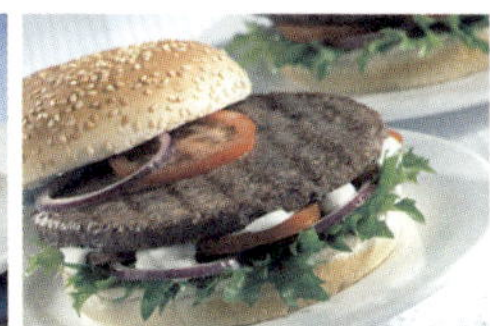 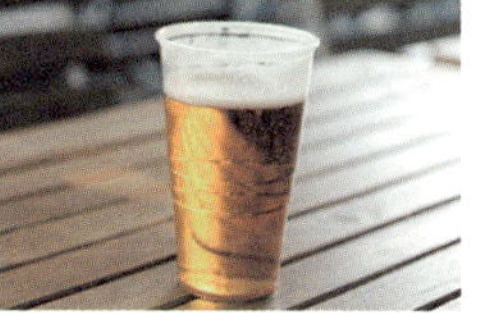

평생 재발없는 한포진 일상 관리법

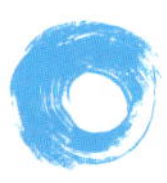

1 보습을 철저히 한다

한포진이 생긴 뒤 각질이 일어난 손은 점차 증상이 심해지면서 건조해지고 갈라지기 때문에 보습에 신경을 써야 치료에 도움이 된다. 가급적 인공첨가물이 없는 순한 보습제를 수시로 사용해야 각질이 갈라지지 않고 통증을 예방할 수 있다.

2 손과 발의 청결을 유지한다

손발을 깨끗이 씻어 땀이 원활히 배출될 수 있도록 하고 피부자극을 될수록 줄인다. 한포진의 증상을 줄이기 위해서는 손발을 씻은 뒤 습기가 남아 있지 않도록 수건으로 톡톡 두드리듯이 닦아 건조시켜주는 것이 좋고 평소에도 습기가 차지 않도록 주의해야 한다.

③ 수포를 터뜨리지 않는다

수포가 생긴 경우 가려움증 때문에 수포를 터뜨리는 경우가 있는데 바늘이나 손으로 터뜨릴 경우 곰팡이, 세균과 바이러스의 2차 감염을 유발할 수 있기 때문에 주의하는 것이 좋다. 또 환부를 긁으면 피부에 자극이 되고 짓무르기 쉬우며 포진이 점차 퍼져 증상을 악화시키므로 되도록 손대지 않는 것이 좋다.

④ 스트레스를 줄이기 위해 적극 노력한다

스트레스는 한포진을 악화시키는 주범이다. 충분한 휴식과 여가 생활, 취미활동 등을 활용하여 피로와 스트레스가 쌓이지 않도록 한다. 가벼운 운동을 통해 숙면할 수 있는 환경을 만들고 반신욕 등을 통해 피부의 염증이나 독소가 배출되게 하면 한포진 증세 완화에 도움이 된다. 하지만 장시간의 입욕은 피로도를 가중시킬 수 있으므로 주의해야 한다.

⑤ 식이요법을 잘 지킨다

한포진을 포함하는 모든 피부질환의 치료에는 식이요법을 통한 체질 개선이 반드시 필요하다. 육류나 인스턴트식품, 밀가루 음식 등을 피하고 신선한 과일과 야채, 현미 위주의 식단을 구성하는 것이 좋다. 또한 소화기능을 떨어뜨리는 차가운 음식은 한포진에 악영향을 끼치므로 피하도록 한다. 염증을 악화시킬 수 있는 맵고 짠 음식, 기름기 많은 음식 등 자극적인 식단과 스트레스를 유발하는 술이나 탄산음료, 카페인 음료는 피하는 것이 좋다.

⑥ 자극적인 물질에 환부가 닿지 않도록 조심한다

상처나 증상 부위에 닿는 화학제품들은 자극을 줄 뿐 만 아니라 가려움과 염증을 유발할 수 있으므로 각별한 주의가 필요하다. 세정제나 보습제의 경우에도 성분을 살펴 강한 향료나 합성 화학 성분이 들어 있는 것은 피하는 것이 좋다.

⑦ 환부에 열이나 습기가 닿지 않게 한다

환부에 열이 닿으면 수포의 생성과 쓰라림을 가중시킬 수 있다. 또 열이나 습기는 직접적인 감염의 원인이 될 수 있으므로 최대한 직접 환부에 닿지 않도록 해야 한다. 다만 체내에는 수분의 공급을 충분히 해주어야 체내 순환을 돕고, 이를 통해 고여 있던 독소와 노폐물이 배출되므로 충분한 양의 물을 마시는 것이 좋다.

한포진 예방 생활수칙

① 몸에 심하게 밀착되는 옷은 땀과 가려움을 유발할 수
있으므로 자주 입지 않는다

② 물이나 세제가 피부에 직접 닿는 일을 가급적 줄인다

③ 손과 발을 청결하게 관리하고 씻은 뒤 바로 보습제를 발라
피부가 건조하지 않게 한다

④ 손과 발에 상처가 생긴 경우 치료하지 않은 상태에서 심하게
씻지 않는다

⑤ 샤워나 세수할 때 물의 온도는 너무 차갑거나 뜨거운
물보다는 미지근한 온수를 이용한다

⑥ 얼굴과 몸을 씻는데 사용하는 세제는 첨가물이 적게 들어간
순한 것을 사용한다

⑦ 비눗물이 남아 있지 않도록 깨끗이 헹구어낸다

⑧ 씻은 후에는 바로 마른 수건으로 물기를 닦아낸다

4장

잊을 수 없는
한포진 환자

엄마 손은 괴물이래요

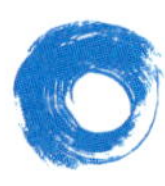

40대 후반 여성이 심한 염증형 한포진으로 내원했습니다. 이미 수포가 터져 각질화되고 염증으로 발전해 검붉은 딱지와 진물이 생긴 상황입니다. 언제부터 증상이 생겼는지, 가족관계는 어떻게 되는지 문진을 하는 도중 환자분이 갑자기 울음을 쏟아냅니다.

"8살짜리 아들이 제 손을 안 잡으려고 해요. 처음엔 '엄마 손 많이 아파? 내가 호~ 해줄게' 하고 살갑게 굴기에 그래도 자식밖에 없구나 하고 대견하게 여겼는데, 아들아이랑 제일 친한 이웃집 여자애가 우리 집에 놀러왔다가 제 손을 보고 아들에게 뭐라고 한 모양이에요. 어느 날 슈퍼에 같이 가자고 손을 잡으려고 했더니 '싫어, 애들이 엄마 손보고 괴물이래, 엄마랑 손잡으면 나도

"

그렇게 된대' 하고는 손을 뒤로 감추더라고요. 그 뒤로는 아이랑 외출할 때는 꼭 장갑을 끼고 다닙니다. 흉측한 엄마 손 때문에 친구들한테 놀림 받는 아이가 불쌍하기도 하고, 한편으로는 아무리 어려도 그렇지 제 엄마인데 어찌 저리 매정하게 굴 수 있나 해서 서운하기도 하고…"

말을 잇지 못하고 눈물만 뚝뚝 흘리시던 모습이 눈에 선합니다. 손발에 생기는 한포진, 별 거 아닌 피부병 정도로 치부하기 쉽지만, 이렇듯 온 가족의 고통으로 확대되기도 합니다. 한포진이 심해지면 피부가 붓고, 각화현상이나 진물이 일어나 일상생활이 힘들 지경에 이르게 됩니다. 손가락을 구부리기 힘들 만큼 고통이 뒤따르기도 합니다. 환자는 통증과 가려움증 등 신체적인 고통뿐만 아니라 2차적인 정신적 고통에까지 시달립니다.

환부가 눈에 잘 띄는 곳이다 보니 미관상 다른 사람의 눈을 의식하게 되고, 그로 인해 의기소침해질 수밖에 없습니다. 악수나 포옹 같은 스킨쉽도 점차 힘들어지지요. 이렇게 되면 단순히 손이 혐오스럽거나 지저분한 문제에 그치는 게 아니라 가족이나 지인들에게도 고통을 줍니다. 사랑하는 이의 괴로움을 옆에서 지켜보는 것만큼 힘든 일도 없으니까요.

우선 이 환자분이 그동안 겪었을 마음의 고통을 충분히 위로

해드리는데 집중했습니다. 그리고 한포진이 절대로 불치의 병이 아니며 열심히 치료에 임할 경우 몇 개월 만에 씻은 듯이 나을 수 있다는 이야기를 해드렸습니다. 실제로 이 분은 5년 동안 앓아왔던 한포진을 고운결한의원에서 단 3개월 만에 치료하는 데 성공했습니다. 치료 종료를 결정하던 날, 또다시 눈물을 흘리는 환자분의 손을 꼭 잡고 했던 이야기가 생각납니다.

"건강해진 손으로 사랑하는 가족들을 많이 쓰다듬어 주세요. 그리고 한포진에 걸리든 아니든 어머님의 손은 자애롭고 위대하다는 걸 잊지 마세요.

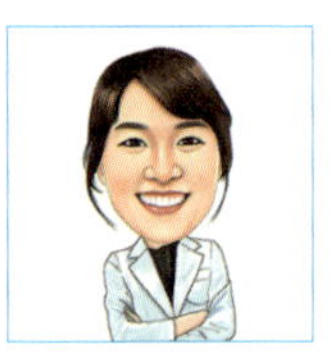

– 고운결한의원 수원점 **신윤진 원장**

불치병인줄 아셨다고요?

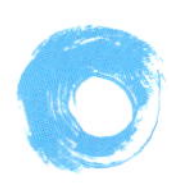

“처음 증세가 나타난 게 언제라고 하셨죠?”

“고등학교 1학년 때요.”

환자의 얼굴을 다시 한 번 살펴본 뒤 차트를 봤습니다.

“그럼 올해 연세가 어떻게 되십니까?”

“네. 마흔 한 살입니다.”

무려 23년간 한포진을 안고 살았던 것입니다. 그동안 치료한 환자 중 최고 기록이었습니다. 한포진이 본래 호전과 재발을 반복하며 잘 낫지 않는 만성 피부질환이라고는 해도 이렇게 오랫동안 앓다가 병원에 오는 경우는 드뭅니다. 물론 아마도 연고에 의지하여 증세만 완화시켜 가며 이 분보다 더 오랫동안 병을 키우고 있는 분들도 어딘가에 있을 것입니다.

어렸을 때부터 아토피를 앓았다는 이 환자분은 피부 자체가 매우 건조한 상태였습니다. 고등학교 때부터 손바닥과 손가락의 피부가 벗겨지면서 따갑고 수포가 올라오다가 살갗이 벗겨지는 과정이 반복됐다고 합니다. 다른 한포진 환자들과 달리 이 분은 여름철에는 그나마 증상이 약하고 환절기에 가장 심해지는 특징이 있었는데 환절기에는 스테로이드 연고를 끼고 살아야 할 만큼 증세가 악화됐다고 합니다.

증세가 심해지면 동네 피부과에도 가고 대학병원에도 가서 온갖 치료를 해봤지만 반짝 효과만 있을 뿐, 지나간 시간을 돌이켜 보니 조금씩 점차 심해진 것 같다고 말했습니다. 상태를 보니 왼쪽 손바닥과 손가락 전체에 허물 벗듯이 피부가 벗겨져 있고, 중간 중간에 다양한 크기의 수포가 올라와 있고 각질도 많이 보였습니다. 가려움이 매우 심해 하루 걸러서 한 번씩 수면유도제를 먹고 잠 들 정도라고 했습니다. 한포진 발병 초기에는 양방 밖에는 치료법이 없어 어쩔 도리가 없었고 몇 년 전부터 한방치료가 좋다는 이야기를 들었지만 출근하랴 아이 키우고 살림하랴 좀처럼 짬을 못 냈다는 것입니다.

치료 한 달 후, 벗겨진 피부가 모두 재생되고 손바닥 윗부분을 제외하고는 수포도 모두 사라졌습니다. 환자분은 빠른 치료 속도가 믿기지 않는지 치료 전후 사진을 보고 또 봤습니다. 재발되지 않는 근본치료를 위해 한 달 정도 더 치료할 것을 권했고 총 2개월 반 만에 모든 증세가 깨끗이 사라졌습니다. 치료 종료를 결정하던 날, 결국 이 분은 눈물을 보였습니다.

"평생 안고 가야 할 불치병이라고 생각했었는데, 이렇게 말끔히 나을 줄 알았으면 좀 더 일찍 왔을 텐데…"하며 말을 잇지 못했습니다.

별 거 아니라고 생각하며 고통을 참고 지내는 한포진 환자들에게 꼭 당부하고 싶은 말이 있습니다. 아무리 오래된 한포진이라도 해도, 또 결코 나을 것 같아 보이지 않는 한포진이라도 정확한 진단과 한방(韓方)치료법이면 한방에 나을 수 있다고 말입니다.

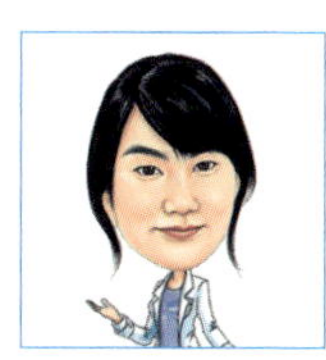

– 고운결한의원 목동점 **김정현 원장**

대학입시냐 한포진이냐, 이것이 문제로다

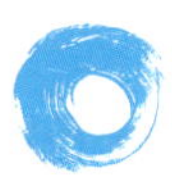

얼마 전 여름이 시작하려는 5월 어느 날이었습니다. 교복을 입은 여학생이 어머니와 함께 내원했습니다. 중학교 때부터 손에 소양감을 동반한 수포가 생기고 피부가 벗겨지는 한포진 증상이 반복적으로 있어서 동네 피부과를 다니며 스테로이드 연고와 내복약을 지속적으로 사용했다고 합니다. 연고를 사용할 때는 증상이 좋아졌다가, 중단하면 다시 심해지기를 반복하면서 유명하다는 피부과는 안 다녀본 곳이 없다고 합니다.

용인의 ㅇ의원, 상도동의 ㅇ피부과, 영등포의 ㄱ피부과 등등을 다니며 강도 높은 스테로이드를 많이 사용한 상태였습니다. 환부를 살펴보니 손과 발에 전반적으로 수포가 많고, 심한 부분은 농포로 변하여 갈라지고 피가 나는 등 증세가 심한 편이었는데, 무엇보다도 스테로이드를 중단하면서 발생할 리바운드가 걱정이 되었습니다.

되도록이면 강도가 낮은 연고부터 서서히 중단하라고 한 뒤 한약 처방과 함께 치료를 시작했습니다. 예상했던 대로 심한 리바운드현상이 나타나 수포, 균열, 열감, 부종이 심해지면서 가려움증으로 밤에 잠도 제대로 못자는 상황까지 겹쳐 환자분이나 보호자 모두 힘들어 하셨습니다. 특히나 환자는 대학입학을 앞둔 고3 수험생이라서 입시로 인한 스트레스도 심한 상태였습니다.

고민 끝에 '공부도 중요하지만 피부건강이야말로 그 무엇보다 소중한 가치이니 올해는 대학합격보다도 한포진 졸업을 우선적으로 생각하자'고 다독였습니다. 입시와 한포진 치료, 두 가지 문제로 모두 스트레스를 받느니 한 가지를 조금 뒤로 미루고 다른 하나를 먼저 성취하도록 하는 게 환자의 심리적 부담이 덜 할 것 같아서였습니다. 고통스러운 리바운드 기간이 지나고 한 달 정도 되자 수포도 많이 줄어들고 홍반, 부종도 감소했습니다. 각질도 크게 줄었지만 소양감은 여전해 한약복용 횟수를 1일 4회로 늘리면서 치료 속도를 냈습니다.

3개월이 지나자 전반적인 증상이 70% 이상 호전되어 일상 생활하는데 불편함이 거의 없는 상태로 좋아졌습니다. 이때가 수능 두 달 전이었는데 한포진 증세가 크게 완화되자 공부에 집중하기가 훨씬 쉬워졌다며 막바지 피치를 올리는 중이라고 했습니다. 그때부터 시험까지는 2주에 한 번만 병원에 오도록 일정을 조정하여 치료 때문에 공부가 방해받지 않도록 했습니다. 마침내 수능 날이 다가왔고 병원 식구들 모두 가족의 시험결과를 기다리는 심정으로 환자분의 소식을 기다렸는데, 얼마후 원하던 대학에 합격했다는 연락이 왔습니다.

이듬해 봄 대학 새내기가 된 환자가 꽃 한다발을 사들고 병원을 찾아온 날, 얼마나 가슴이 뿌듯하고 행복했는지 지금도 생생합니다. 사실은 한포진 치료에 우선적으로 집중하자고 하여 만일 대학입학에 실패하면 어쩌나 하고 속으로 무척 많이 걱정하던 소심한 의사였기 때문이죠. 때로 의사는 누군가의 인생행로에까지 감히 영향을 미칠 수도 있음을 깨달은 좋은 계기가 되었습니다.

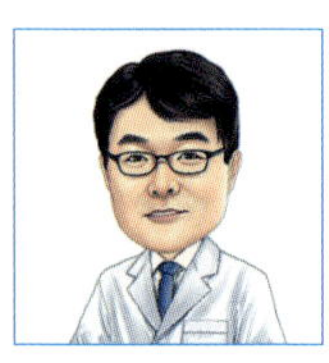

– 고운결한의원 대구점 **조경원 원장**

한포진, 술과의 전쟁

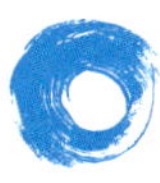

43세 남자 분이 손발의 한포진으로 내원했습니다. 진맥을 하고 약을 처방한 뒤 주1회 내원 치료를 하면 완치에 3~4개월 정도 걸릴 것 같다고 설명해드렸습니다. 그러자 환자분이 머뭇머뭇하더니 중대한 고백이라도 하듯 말문을 열었습니다.

"저, 실은 제가 선술집을 하고 있어요. 음식도 만들고 바쁠 땐 설거지도 직접 하다 보니 손에 물마를 날이 없네요. 아마 그래서 병이 더 안 나앗던 것 같아. 그리고 더 큰 문제는 직업상 매일 술을 마셔야 해요. 손님들이 한 잔씩 주는 술을 도저히 마다할 수 없거든요. 그러니 금방 낫기 힘들겠죠?"

누구에게나 생업이 가장 중요한 법인데 이런 속사정을 듣고 나서 당장 물일을 그만두라거나 술집을 닫고 다른 직업을 찾아보라고 말할 수는 없었습니다. 하지만 한포진 치료에 잦은 물 접촉과 음주가 최대의 난관입니다. 우선 치료기간 동안만 아르바이트생을 뽑아 주방 일을 전담시켜 최대한 물일을 피하도록 했습니다. 두 번째 문제인 음주. 환자 분을 앉혀둔 채 상담실장과 간호사 등을 모두 진료실로 불러 긴급회의를 개최했습니다. 안건은 '술 안 마시고도 마신 척 하는 방법'이었습니다.

그리하여 나온 의견은 다음과 같습니다. 1)소주를 스프레이에 담아 머리부터 옷에 뿌린다 2)뺨에 볼터치를 발라 취기가 오른 듯하게 보인다 3)혀가 조금 풀린 듯한 발음 연습을 한다 4)그래도 막무가내로 술을 권하는 손님이 있을 때는 일단 입에 머금었다가 물 마시는 척하며 컵에 뱉는다 등이었습니다. 환자분은 아이디어의 기발함을 떠나 의료진이 자신의 일에 이토록 정성을 보이는데 감동한 눈치였는지 연신 좋은 생각이라며 감사를 표했습니다.

치료 초기 약간의 리바운드 현상이 있었지만 3개월 정도 지나자 증상이 60% 이상 개선됐습니다. 환자분도 만족할 만큼 경과가 아주 좋았는데 4개월부터 변화가 더뎌지기 시작하면서 수포가 한 두 개씩 올라오기 시작했습니다. 명탐정이라도 된 심정으로 추궁하자 아니나 다를까 상태가 나아지는 것 같아 방심하고 며칠 연속 술을 마셨다는 것입니다.

치료할 때 뿌리를 뽑아야지 이런 식으로 하면 한포진이 평생 가는 수가 있다고 엄포를 놓자 환자분도 정신이 들었는지 다시는 술을 마시지 않겠다고 다짐을 했습니다. 결국 치료를 시작한 지 6개월 정도 지나자 기존의 증세가 모두 사라진 것은 물론 새롭게 생기는 수포도 전혀 없고 피부 각질도 벗겨지지 않는 깨끗한 상태가 되었습니다.

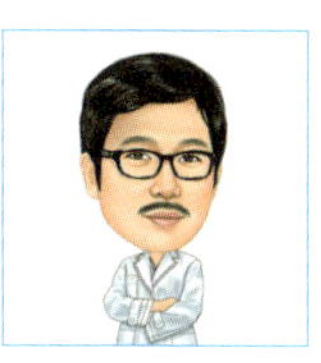

– 고운결한의원 서초점 **이종우 원장**

한약 먹는 산부인과 의사

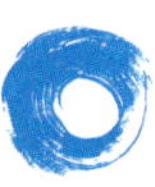

2년 전 30대 후반의 여성 환자분이 양 손의 한포진으로 내원했습니다. 전문직 종사자로 보여 조심스럽게 직업을 여쭈어보았더니 한참 머뭇거리다가 의사라고 답했습니다. 알고 보니 산부인과 전공의인데 수술을 할 때 폴리 글러브라는 수술용 장갑을 착용하면서 한포진이 생겼다는 것입니다. 지속적인 소독약 사용과 장시간의 장갑 착용이 한포진의 원인이 된 것이죠. 한포진은 다양한 원인에 의해 생기는데 화학물질이나 금속물을 취급하거나 자주 접촉하는 경우에도 발생할 수 있습니다.

환부를 살펴보니 손가락과 손바닥은 물론 팔부분에도 습진이 생긴 상태였습니다. 같은 병원에 근무하는 피부과 교수님에게 이런 저런 치료를 받아봤지만 연고를 바를 때만 증상이 누그러지는 듯 했을 뿐 깨끗이 낫질 않았답니다. 게다가 직업상 수술용 장갑을 사용하지 않을 수도 없어 증세가 계속 악화됐던 것이죠.

그러던 중 우연히 한의원 치료에 관한 이야기를 듣고 저희 병원을 찾은 겁니다. 진맥을 한 뒤 체질에 맞는 한약을 처방해드리고 주1회 정도 내원하여 외용 치료를 하는 걸로 치료 계획을 세웠습니다.

일주일 후에 오신 환자분에게 불편하거나 힘든 점은 없는지 물었더니 한약 먹는 게 고역이랍니다. "너무 쓴가요?" "아니요, 그게 아니라 다른 의사들 눈치 보느라 거의 007작전을 벌여야 해요."

보통 의사들은 의국과 진료실에서 대부분의 시간을 보내기 때문에 그곳에 한약을 놓고 복용을 해야 하는데 다른 의사들이 볼까봐 의사들이 잘 이용하지 않는 냉장고를 찾아내 거기에 두고 몰래 먹는다는 겁니다. 아직 한의학에 대해 편견을 가진 의사분들도 있고 하니, 아무래도 대놓고 말하기는 껄끄러우셨겠지요.

3개월 정도 치료하고 나니 증상이 50% 이상 좋아지고 팔 부분의 습진 증세는 거의 사라진 상태였습니다. 호전되는 게 눈으로 확인될 정도여서인지 주변의 의사 동료들이 많이 좋아졌다며 어떻게 치료했느냐고 자주 묻는답니다. 그때 역시 한의원에 다닌

다는 말을 할 수 없어 그냥 얼버무리고 지나갔다니 벙어리 냉가슴이 따로 없었을 듯합니다. 결국 치료 5개월 만에 모든 증상이 완전히 사라져 치료 종료를 결정하게 됐습니다.

이 의사선생님은 그 때의 인연으로 아이를 낳은 뒤 산후 보약을 지으러 다시 왔을 만큼 고운결한의원 마니아가 되었습니다. 그리고 주변에 피부질환으로 고생하는 환자가 있으면 은밀히 고운결한의원을 소개시켜 주신다며 이런 말씀을 하셨습니다.

"처음에는 우리 병원을 배신하는 것 같아 마음이 좋지 않았어요. 하지만 보다 넓은 의미로 보자면 환자의 아픔을 우선적으로 치료해주는 게 모든 의료인의 의무가 아닐까요? 그렇게 생각하니 한방, 양방을 떠나서 효과적인 치료법을 알려주는 게 옳다는 생각이 들었어요."

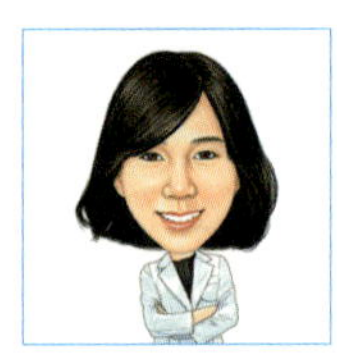

– 고운결한의원 분당점 **박지혜 원장**

선생님, 제 직업 좀 바꿔주세요!

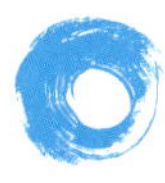

20대 초반 앳된 얼굴의 여성 환자였습니다. 오른쪽 손에 한포진이 심한 상태였죠. 발병한 지 6개월 밖에 안 됐는데 급속도로 나빠졌다고 합니다. 6개월 전 혹시 신변에 변화가 있었는지를 묻자 한숨을 푹 내쉽니다. 그녀의 사연은 이렇습니다.

원래 교통경찰이 되고 싶었던 그녀는 대학졸업 후 경찰공무원 시험을 보려 했습니다. 하지만 여성의 직업으로는 너무 험하고 위험한 일이라며 부모님들이 강하게 반대를 했습니다. 부모님의 뜻을 꺾지 못한 그녀는 한동안 백수로 지내다가 선배언니가 하는 네일숍에 취직하게 됐습니다. 여자대학 앞에 위치한 네일숍은 연일 손님이 몰렸고 그러다보니 하루 종일 쉬지 않고 일하는 날이 많았답니다.

　문제는 네일아트에 쓰이는 제품과 용액들이었습니다. 매니큐어는 물론이고 전용 리무버, 최근 들어 유행하고 있는 젤네일 관련 제품과 UV 손톱건조기에서 나오는 인공자외선이 한포진을 유발하는 원인이 된 것입니다. 얼마 전까지만 해도 미용사나 간호사 등이 한포진 호발 직업군이었는데 최근 들어 이분같이 네일아트일을 하는 분들이 심심찮게 내원하고 있습니다. 이 환자분도 네일숍에서 일한지 얼마 안 돼 손에 물집이 생기면서 가려움증이 생겼다고 합니다.

　한포진 자체는 개인의 면역력과 관계있는 질환이지만 이 분 같은 경우 네일아트 제품에 유난히 취약했던 것이지요. 직업을 바꾸는 것이 가장 좋겠지만 그럴 수 없다면 가능하면 일하는 동안 고무장갑을 착용해야 재발하지 않을 거라 했더니 이 분 눈이 갑자기 반짝입니다.

　"그렇죠? 직업을 바꾸는 게 가장 좋겠죠? 선생님, 그럼 저 부탁이 있는데요, 저희 부모님에게 얘기 좀 해주시면 안돼요?"

　사실 치료가 종료된 뒤 관리를 잘 하면 재발하지 않을 수 있지만 자신의 부모님에게는 사실과는 조금 달리 "네일아트 일을 하는 한 한포진이 절대 나을 수 없다"고 말해달라는 부탁이었죠. 의사로써 양심에 걸리는 일이긴 했지만 환자분의 애절한 눈빛을 외면할 수 없었습니다. 한번 뿐인 인생, 하고 싶은 일을 하며 살아가려는 청춘을 응원해주고 싶은 마음도 있었구요.

결국 이 분은 두 달 동안 한포진 치료를 하면서 교통공무원 시험을 준비했고 몇 달 후 꿈에 그리던 교통경찰이 됐다는 반가운 소식을 전해왔습니다.

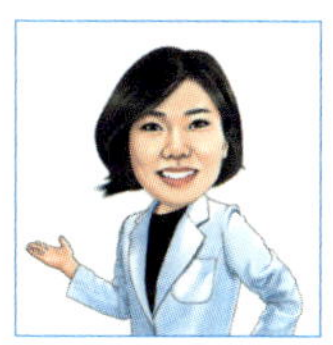

– 고운결한의원 인천점 **정민희 원장**

손을 잡으면 마음까지 열려요

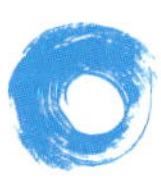

이 환자를 생각하면 아직도 복잡한 마음이 듭니다. 처음엔 무척 안타깝고 조심스러웠지만 의사로서의 사명과 보람을 깨닫게 해준 특별한 분이기 때문입니다. 20대 후반 여성이었던 환자는 처음부터 한의원에 온 것이 아니라 잘 알고 지내는 신경정신과 의사의 소개로 나를 찾아온 경우였습니다.

심한 대인기피증와 우울증으로 3개월간 정신과 치료를 받았지만 아무래도 근본 원인이 다른 데 있는 것 같아 고운결한의원을 추천했다는 것이 정신과 전문의의 설명이었습니다. 한 눈에 봐도 우울감이 심한 환자를 처음 만난 날, 짐짓 가벼운 어조로 문진을 시작했습니다.

그런데 이 환자는 언제부터 증상이 생겼는지, 가장 힘든 증세가 무엇인지 등에 대한 대답을 회피하고 자신의 질환은 선천적인 피부병이며 절대 낫지 않을 거라 생각한다는 말만 반복했습니다. 손바닥 전체에 퍼진 염증하며 각질, 손가락으로 새로 올라오는 자잘한 수포 등 한포진의 전형적인 증세를 가지고 있었는데도 말입니다. 우선은 환자의 마음을 가라앉히고 치료에 대한 의지를 심어주었습니다.

침을 놓거나 외용치료를 하면서 자연스레 대화를 나누는 시간을 갖게 됐습니다. 그렇게 치료 한 달이 지난 어느 날, 본인이 보기에도 증세가 크게 좋아졌다고 생각했는지 자신의 손을 내려다보면서 이렇게 말했습니다. "이제 반지도 낄 수 있겠어요."

이후 작은 목소리로 털어놓은 이야기는 이랬습니다. 워낙 내성적이고 수줍음이 많은 성격이었던 그녀는 대학입학 후 남자친구를 사귀게 됐지만 하필이면 같은 시기에 발병한 한포진이 문제가 됐습니다. 양손에 오돌토돌한 물집이 생기고 하얗게 껍질이 일어나, 남자친구와 손잡기도 꺼려졌습니다. 몇 번 피부과에서 처방받은 약을 발라 봤지만 효과는 잠시 뿐, 계속해서 증세가 악화됐습니다. 결국 만난 지 백일 기념으로 반지를 준비한 남자친구 앞에서 손가락을 내밀 자신이 없어진 그녀는 마음에도 없는 결별선언을 하고 말았습니다.

이후 마음의 문을 닫고 혼자만의 방에 틀어박혀 힘든 시간을 보내왔던 것입니다. 그리고는 이후에도 남자친구와 사귀게 되면 같은 일이 반복될 거라고 혼자 결정한 뒤, 자신의 질환을 절대 낫지 않는 불치병으로 스스로 결론내린 것입니다.

치료 3개월 만에 환자의 손은 깨끗이 나았고, 환자는 이런 변화가 믿어지지 않는다는 눈치였습니다. 많은 피부질환이 그렇지만 특히 한포진은 겉으로 노출되는 부위에 증세가 집중되다 보니 사람들의 시선이 의식되어 대인기피증이나 우울증으로까지 연결되는 경우가 적지 않습니다.

이렇게 피부의 병으로 인해 마음의 병까지 얻게 되는 분들을 보게 되면 안타깝고 답답한 마음을 지울 수가 없습니다. 한포진은 절대 불치의 병도, 난치의 병도 아닙니다. 질환에 대한 올바른 분석과 진단, 성실한 치료가 이뤄진다면 길지 않은 시간 내에 건강하고 고운 손발을 되찾을 수 있음을 많은 이들에게 알리고 싶습니다.

– 고운결한의원 신촌점 **최계철 원장**

초보 헤어 디자이너의 한포진

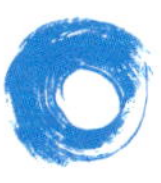

한 달에 한번 머리를 다듬으러 가는 동네 헤어샵에 새로운 직원이 온 모양입니다. 늘 제 머리를 손질해주던 낯익은 분 대신 20대 초반의 풋풋한 여성이 수줍게 인사를 합니다. 그런데 이 분, 머리를 컷트하고 샴푸하는 틈틈이 다른 사람들 눈치를 봐가며 자꾸 자신의 손을 만지작거립니다. 처음에는 아직 일이 손에 익지 않아 그러나보다 했는데 자세히 보니 손등을 긁고 있네요.

헤어 드라이까지 다 끝나고 나서 저는 그 직원 분에게 손을 좀 볼 수 있겠느냐고 물었습니다. 이 아가씨, 얼굴이 금세 붉어지더니 큰 잘못이라도 한 것처럼 허리를 숙이며 '죄송합니다'만 연발합니다. 아마도 머리 손질 도중 딴 짓을 한 것에 대해 손님인 제가 문제 삼으려는 줄 알았나 봅니다.

저는 피부과 한의원 원장이라는 신분을 밝히고 혹시 손에 질환이 있는지 살펴봐주려는 것일 뿐임을 알렸습니다. 사실 그냥 지나쳐도 그만인 일이지만 이것도 직업병인지 신경이 쓰였거든요. 조심스럽게 내민 손을 살펴보니 한눈에도 한포진 증세입니다. 손바닥은 물론 약지와 중지 사이, 그리고 새끼손가락에 작은 물집이 여러 개 잡혀 있었습니다. 오른손은 이미 각질이 벗겨지기 시작한 것을 보니 병이 생긴 지 꽤 시간이 흘렀다는 것을 알 수 있었습니다.

한포진의 정확한 원인은 아직 밝혀지지 않았지만 일반적으로 스트레스나 다한증 등이 유발원인입니다. 이와 함께 니켈, 크롬, 코발트 등 금속물이나 특정 화학 약제 등과 자주 접촉하는 경우에도 나타납니다. 초기에는 손이나 발에 붉은 반점이나 작고 단단한 물집이 생기고 각질이 벗겨지면서 진물이 나기도 합니다. 피부질환 중에서도 가려움증이 심한 편이며 좋아지는 듯하다가 쉽게 재발되는 난치성 습진입니다. 미용업 종사자 중에 한포진 환자가 많은데, 그 이유는 바로 퍼머약, 중화제, 염색제 등 자극적인 약품을 자주 접하는 데다 하루 종일 손에 물 닿는 일이 많기 때문입니다.

아, 여기서 한 가지 짚고 넘어갈 게 있는데요. 미용사 일을 하면 무조건 한포진에 걸린다는 이야기는 아닙니다. 독감 바이러스가 유행한다고 해도 어떤 사람은 독감에 걸리고, 어떤 사람은 걸리지 않는 것처럼 같은 환경에 처해 있어도 한포진이 생기는 사람과 그렇지 않은 사람이 있으니까요. 몸의 면역체계가 흐트러져 전반적인 균형이 깨지고, 그로 인해 피부의 방어력이 약해진 경우 한포진 같은 피부질환에 노출되는 것입니다.

그동안 단순한 습진인 줄로만 알았다는 이 미용실 직원 분은 요즘 고운결한의원에서 정기적으로 치료를 받고 있습니다. 최대한 물과 약품의 접촉을 줄이라는 처방을 했더니 미용실에서도 손님들의 양해를 구하고 얇은 비닐장갑을 착용한 채 샴푸와 파마를 하는 등 일상 관리에도 열심입니다.

세계적인 헤어 디자이너를 꿈꾸며 홀로 서울살이를 하고 있다는 새내기 미용사의 건승을 기원합니다.

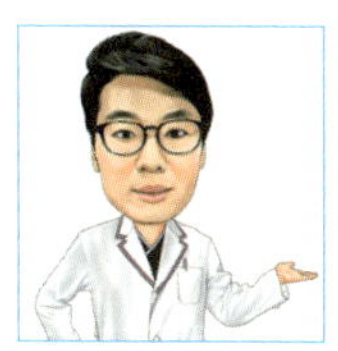

– 고운결한의원 부천점 **양희진 원장**

2등급이라도 좋다,
건강하게만 자라다오

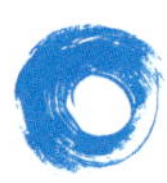

수심이 가득한 얼굴로 중년 부인 한 분과 중학교 3학년 학생이 병원을 찾았습니다. 어머니는 잔뜩 위축된 아들의 손을 펴 보이며 속사포처럼 하소연을 늘어놓습니다.

"6개월쯤 됐나 봐요. 멀쩡하던 손이 이렇게 됐답니다. 처음엔 그냥 습진인 줄 알고 좋다는 연고만 발라줬는데 도통 나을 기미가 안 보이는 거예요. 요즘엔 가렵다고 밤잠도 못 자고, 학원에서도 자주 손을 긁어 대니까 옆 친구들이 뭐라고 했는지 선생님이 전화를 주셨더라고요. 지금이 얼마나 중요한 시기인데 이런 병이 생겨 속상해요."

학생의 양 손은 수포와 각질이 여기 저기 퍼져 한눈에도 증세가 심각한 한포진이었습니다. 손가락 끝부분에는 가려움을 참지 못하고 긁은 탓에 염증이 생겨 진물이 말라붙어 있었습니다.

어려서부터 애지중지 키운 탓에 피부에 생채기 하나 없었을 뿐만 아니라 사춘기의 심벌이라는 여드름 하나 없는 귀하디귀한 아들인데, 난데없는 한포진 발병에 어머니 속이 시커멓게 타들어 갔던 모양입니다.

어머니를 진정시킨 뒤 쿼드-더블 분류표를 작성하면서 차근차근 문진을 해봤습니다. 유치원 때부터 SKY 입학을 목표로 어머님의 철두철미한 지휘 아래 자라온 아들은 공부로 인한 스트레스가 한계치에 도달한 상태였습니다. 중학교에 들어온 뒤에는 학교가 끝나고 나면 어머니가 운전하는 차안에서 햄버거나 피자로 끼니를 때우고 학원에 갔다가, 12시가 다 돼 집에 온 뒤에도 새벽 2시까지 책상에 앉아 있어야 했답니다.

하루 수면시간은 고작 4시간. 학교에서 틈만 나면 꾸벅꾸벅 졸기 일쑤이지만 피로는 쌓여가기만 했습니다. 앉으나 서나 대학, 자나 깨나 1등에 지치고 지친 아이는 그만 과도한 스트레스로 인해 면역체계가 교란됐고, 그로 인해 한포진 증세가 나타난 것입니다.

학생을 잠시 나가 있게 한 후, 어머니와 면담을 하면서 이런 이야기를 자세하게 설명해 드렸습니다. 제 이야기를 끝까지 듣고 난 뒤 어머님은 눈물을 애써 참으며 당황스런 심정을 드러냈습니다.

"그렇게까지 아이가 힘들어 하는지 몰랐어요. 다른 엄마들도 다 그렇게 하고, 몇 년 만 고생하면 평생이 보장되는 거니까 참으라고만 했는데……. 스트레스가 피부병을 생기게도 한다는 사실을 몰랐네요. 정말 엄마라는 사람이 아이를 잡을 뻔 했군요."

한없이 스스로를 책망하는 어머니 모습을 보니 마음이 좋지 않았습니다. 저는 한포진이 결코 불치의 병이 아니며 몇 달 동안 집중적으로 치료하면 손의 증세뿐만 아니라 신체 전반의 활성도가 높아져 앞으로의 학업과 생활에도 도움이 될 것이라는 말로 위로해드렸습니다.

아직 명확한 원인이 밝혀진 바 없는 한포진이지만 최근 들어 주로 심한 스트레스나 피로, 잘못된 식습관과 불규칙한 생활 등과 밀접한 인과관계가 있는 것으로 밝혀지고 있습니다. 세상에서 성공하기 위해 가장 필요한 조건은 돈도 학벌도 명예도 아닌 건강과 행복이라는 것을 다시 한 번 느낀 계기였습니다.

– 고운결한의원 일산점 김내영 원장

당신의 몸은 실험대상이 아닙니다

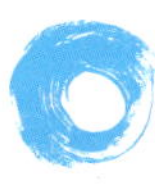

"한 달 전 쯤 어머니가 한포진에 좋다고 까마중 달인 물을 구해 오셨어요. 한 컵 정도는 마시고, 나머지는 대야에 담아 발을 담그면 가려움증이 없어진다고 해서 매일 열심히 했죠. 그런데 점점 더 발이 벌겋게 달아오르고 온몸이 가렵다 못해 따끔거리기까지 하네요."

30대 남성 한포진 환자가 털어놓은 사연입니다. 발을 살펴보니 발바닥과 발가락이 퉁퉁 붓고 염증이 생겨 진물이 말라붙어 있었습니다. 전에도 혹시 이런 민간요법을 써 본 적이 있느냐고 물었더니 아니나 다를까 이런 저런 요법이 술술 쏟아져 나옵니다.

"바늘로 찔러 피도 빼보고 헤어드라이어로 뜨거운 바람을 쐬

어보기도 했어요. 피를 빼면 독이 배출되는 것 같고, 뜨거운 열에 세균이 죽는 느낌이 들거든요. 스테로이드 약을 먹으면 반짝 효과는 있지만 안 먹으면 더 심해지는 것 같아서 인터넷에 나온 다른 방법을 많이 사용해봤어요. 소태나무 끓인 물에 발을 담가 보기도 하고 율무 삶은 물에 찜질을 해본 적도 있어요."

한포진의 증세는 겪어보지 않은 사람은 짐작하기 힘들만큼 고통스럽습니다. 그러다보니 한포진에 좋다, 효험이 있다는 온갖 비방에 귀가 솔깃할 수밖에 없습니다. 그렇지만 한의사 입장에서 이렇게 의학적 근거 없이 위험한 민간요법에 대한 이야기를 접하다보면 무척 걱정이 됩니다.

한의학과 민간요법을 동의어로 생각하는 사람이 적지 않은데 이것은 큰 오해입니다. 첨단의료장비를 사용하는 양방만이 과학적이고 한방치료는 비과학적이라는 견해 역시 잘못된 생각입니다. 기계의 힘을 빌지 않을 뿐 인체의 순환과 체질별 면역체계 등을 면밀히 진단하여 그에 따른 처방을 하는 한방치료야말로 또 다른 의미의 과학 진료라고 할 수 있습니다.

어떤 사람에게 운 좋게도 율무나 소태나무가 잘 맞았을 수도 있겠지만 모든 한포진 환자에게 적용되는 것은 아닙니다. 또 민간요법을 한번 써서 증세가 나아진 것 같이 보여도 실상 근본적인 원인 치료를 한 것이 아니기 때문에 향후 어떤 문제를 일으킬지 알 수 없는 일입니다.

한포진은 치료시기를 놓치면 세균이나 바이러스, 곰팡이 등으로 인한 2차 감염으로까지 이어집니다. 한포진은 또한 개개인의 면역 환경과 균형 상태에 따라 증세와 양상이 달라집니다. 누가 뭘 써봤는데 감쪽같이 나았다더라 식의 확인 안 된 지푸라기에 매달리지 말고 자신의 정확한 몸 상태를 파악하여 근본적인 치료를 하는 것이 중요합니다.

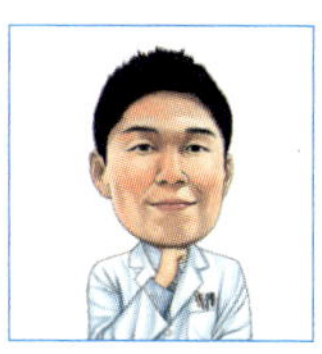

– 고운결한의원 서초점 **이혁재원장**

5장

한포진 임상논문

　고운결한의원 피부질환연구소에서 한포진 환자를 대상으로 치료한 임상사례를 바탕으로 한포진 임상 논문을 발표했습니다. 피부질환 전문으로 임상과 연구에 몰입하고 있는 원장단은 앞으로도 지속적인 연구와 임상사례 발굴을 통해 피부질환의 발병 메커니즘과 한의학적 치료기전을 과학적으로 규명하고 그 성과를 널리 알리기 위해 노력할 것을 약속합니다.

　이번에 발표하게 된 한포진 임상사례는 유의미한 한의학적 치료성과에 대한 분석을 위해 성별, 연령별, 이환별 특성에 대한 기초자료와 더불어 치료와 관련된 병력, 치료기간, 치료방법, 치료율 등에 대한 통계를 다각적으로 분석하여 한의학적 치료를 통한 한포진의 치료법 검증과 더불어 보편적 치료법의 규명이라고 하는 측면에서 그 의미가 있습니다.

한포진의 쿼드-더블 치료에 대한 임상 연구

(Studies on Quad-Double Therapy of Pompholyx)

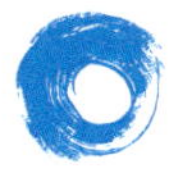

초록

한포진 환자군에 대한 쿼드-더블에 입각한 한약 투여와 외부적인 약물도포 등을 시행한 바, 환자들의 평균 치료기간은 2.8개월, 평균 치료율은 91.6%로 결과가 도출이 되었다. 쿼드-더블 한약 복용에 대한 치료 만족도는 85%였으며 다른 치료는 환자의 체질이 달라도 균일하게 적용하였다.

스테로이드 요법 특히 주사 요법을 사용하였고 장기간 사용한 환자일수록 치료 기간이 길어지는 경향성을 보였다. 그리고 대개 남자들의 치료가 더 시간이 걸렸는데 이는 직업적 특성과 치료에 할애하는 시간의 차이로 보인다. 환자들은 소양증을 가장 힘든 증상으로 호소하였으며 질환의 특성상 지속적인 관리와 추적 관찰이 요구되니 이에 관한 점은 추후 추가적인 보고서를 낼 예정이다.

(키워드 : 한포진, 농포, 과각화, 스테로이드, 습포, 외용제, 습진)

서론

손과 발에 염증성 병변을 보이는 피부질환은 크게 두 군으로 나눌 수 있어서, 첫째는 수장 족저 농포증 등의 농포성 병변을 보이는 질환들과 건선을 포함하는 질환 군이고, 둘째는 아토피 피부염, 알레르기성 접촉피부염, 화폐상 습진, 만성 단순 태선 등의 다양한 질환들을 포함하는 집단으로 한포진 같은 급성 수포성 병변부터 만성 과각화성 습진까지 다양한 임상 양상을 보일 수 있다.

한포진은 계절적으로 여름에 악화되기도 하고 아토피 피부염이나 스트레스 등과 연관이 있다는 보고도 있으며 니켈, 발삼 등의 알레르겐에 의해 유발된다는 보고도 있는 등 여러 가지 원인이 거론되고 있으나 그 발생 기전이 아직 확실하게 밝혀지지 않았다. 조직학적으로 한포진은 표피의 림프구 침윤과 해면화, 표피내 수포 형성 등의 소견을 보이지만, 표피 내에 호중구의 침윤을 보이지 않는다는 점에서 건선이나 수장 족저 농포증과는 뚜렷한 차이가 있다.

뚜렷한 원인 없니 손바닥과 발바닥에 표피 내 수포를 형성하는 습진성 피부질환으로 소양증, 열감을 동반하며 만성적으로 재발하는 경향이 있다. 사춘기, 성인기에 호발하며 봄과 여름에 흔히 발생하는 특징이 있다. 서양의학에서는 치료에 있어서는 증상에 따라 습포, 부신피질호르몬제의 국소도포 및 경구 투여, 항생제의 투여, zinc cream이나 crude coaltar의 국소도포, PUVA 등의 방법을 사용한다.

발병 기전은 아직 확실하지 않으나, 다한증(hyperhidrosis)을 지니고 있는 사람에 때때로 발견되며 정신적 스트레스가 관여되는 경우가 있다. 환자의 과반수에서 아토피 피부염이 발견되며, 정신적 스트레스와 연관되어 발병한다고 보고되고 있다. 또한 원발성 자극물질 즉, 금속물 취급자, 니켈, 크롬, 약제, 다한증, 흡연 등을 유발인자로 보고 있으며 여름철에 병변이 악화되거나 재발하는 것이 보통이다.

현재 한포진에 대한 국내연구는 임 등, 심 등의 보고가 있으나 임상증례 보고나 임상에서의 치료법에 대한 연구가 부족한 실정이다. 한포진을 치료하는 여러 가지 방법이 제시되고 있으나 아직 결론적으로 대중적으로 우수한 방법이 무엇인지 정립이 되지 않았으며 정립된 치료방법, 정확한 효과, 부작용 및 재발 여부 등에 대하서는 아직 잘 알려진 바 없고 더욱이 국내에서 이 치료방법에 대한 보고는 많지 않다.

본 연구소의 저자들은 이 연구를 통해 한포진 환자를 대상으로 효과적인 치료법이 무엇이며 각 시술의 효과와 부작용, 치유기간에 대해 조사하고 가장 통상적인 치료 방법인 스테로이드 요법과 성적을 비교하고자 하였다. 이에 본 연구소에서는 고운결한의원에 내원한 한포진 환자 수명의 예에 대하여 임상적 통계를 내어 보고하는 바이다.

본론

1.연구 대상

2009년 1월부터 12월까지 본원에 내원하여 진단받은 한포진 환자들을 대상으로 하였다. 치료받은 환자는 모두 19세 이상이었으며 남자 12명, 여자 24명으로 적어도 3개월 이상의 만성 경과를 취하는 환자를 대상으로 하였다. 치료 부위는 병변이 존재하는 수부, 족부 혹은 수족부에 한하였다. 진균 감염, 접촉성 혹은 자극 피부염은 증상 감별로 제외하였다.

2. 방법

치료 도구로서 선택한 것은 체질 변증에 의한 한약의 투여와 본 연구소의 외치액, 국소 피내침 그리고 가정용 습포제였다. 한약은 엄밀한 체질 변증에 의해 한의원 원장단의 토의로 체질 감별이 가능한 경우에 한하였으며, 한약 발효로 만든 한의원의 외치액과 가정용 외용습포제를 사용하였다. 국소 피내침은 손 발 주위의 경혈에 다용하였다. 한약 복용은 하루 2회를 하게 하였으며, 미지근한 상태로 식후에 복용하게 하였다. 한의원에 내원하여 받는 외치액 치료는 일주일 2회를 기준으로 하였고 집에서 사용하는 가정용 외용습포제는 매일 20분 이상 사용하게 하였다. 국소 피내침은 시술 후 하루를 지속하게 하였다.

치료 종료 후 최소 1개월 이상 최대 3개월 동안 환자의 관찰과 질의를 통해 추적 관찰하였으며, 증세의 호전 및 재발 여부를 조사하였고 이를 토대로 각 치료군의 치유 지속 기간과 재발율을 측정하여 보고할 예정이다.

치료 효과에 대한 판단은 치료 전후의 임상 사진을 참고로 하였으며 객관적인 평가법으로 표피탈락, 홍반, 수포형성, 침윤 및 균열과 환자의 소양감 및 동통에 대한 반응 등 5개의 척도를 정하여 각 항목에 대해 없음(none)(0점), 약간(slight((1점), 중등도(moderate)(2점), 심함(severe)(3점)의 4단계 점수를 판정하고 이의 합을 질병 중증도(severity score) 점수로 채택하였다. 이 점수가 5점미만이 되면 치료 종료로 판단하였다.

환자의 주관적 평가방법으로 주관적 등급(subjective grading)을 채택하여 병변의 90% 이상의 소실이 있으면 excellent, 초기 병변에 비해 50% 이상 90% 이하의 소실이 있으면 good, 50% 이하면 poor, 5% 이하의 소실이 있으면 bad로 판정하였다.

통계적 처리를 위해 치료 결과 얻어진 치료 전후의 질병 중증도 점수 차의 통계처리는 sigma plot program을 이용하였으며 표본의 수가 적지만 임상 연구결과이므로 모든 경우가 통계적으로 유의성이 있는 것으로 판정하였다.

3. 연구결과

1) 환자의 성별, 이환 기간, 연령, 병변 및 피부형 분포

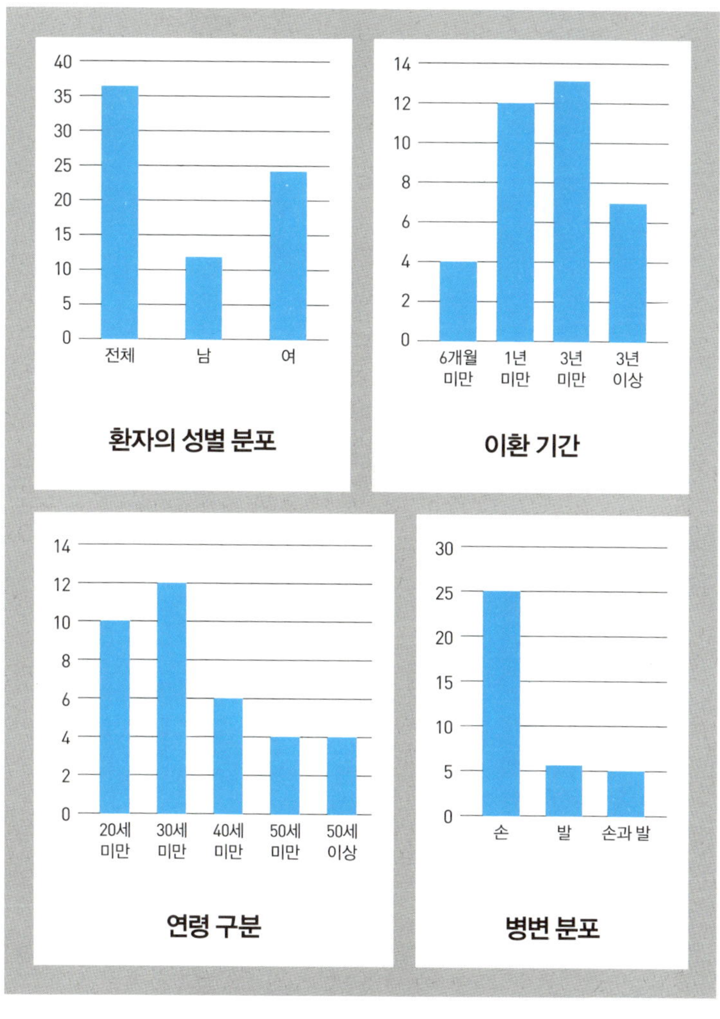

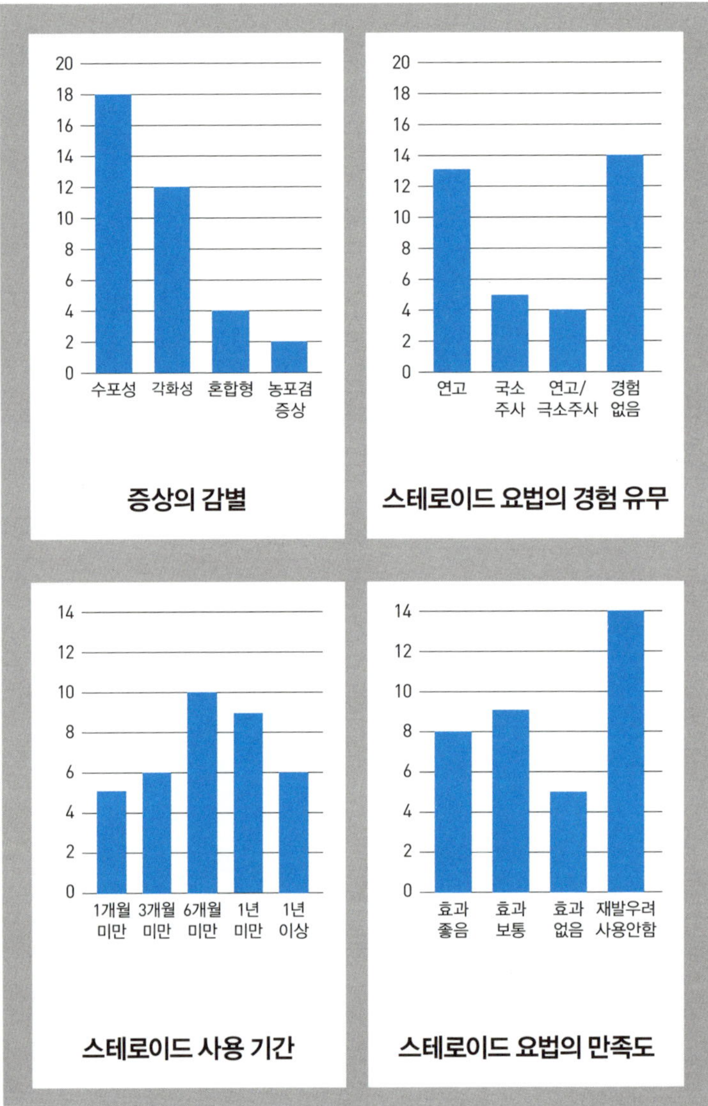
20
18
16
14
12
10
8
6
4
2
0
수포성
각화성
혼합형
농포겸
증상
증상의 감별

20
18
16
14
12
10
8
6
4
2
0
연고
국소
주사
연고/
극소주사
경험
없음
스테로이드 요법의 경험 유무

14
12
10
8
6
4
2
0
1개월
미만
3개월
미만
6개월
미만
1년
미만
1년
이상
스테로이드 사용 기간

14
12
10
8
6
4
2
0
효과
좋음
효과
보통
효과
없음
재발우려
사용안함
스테로이드 요법의 만족도

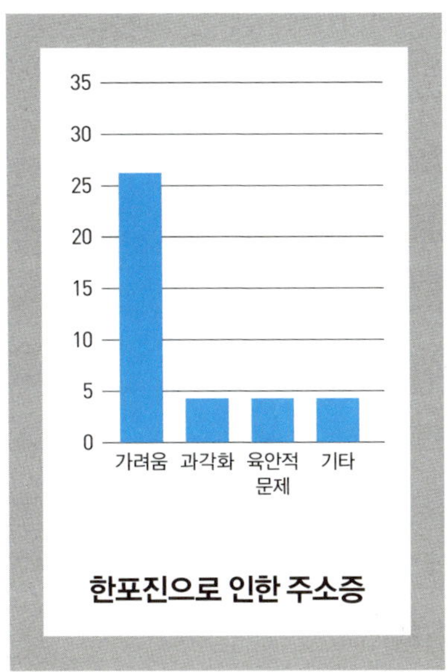

35
30
25
20
15
10
5
0
가려움 과각화 육안적 기타
              문제
한포진으로 인한 주소증

내원한 환자의 증상과 호소하는 정도에 따라 증상을 차등화 하였고 고운결한의원에서의 쿼드-더블 진단 기준에 따라 처방을 사용하였다. 외부적인 조치는 모두 동일하게 시행한 상태로 외용 습포제, 침 치료, 자가 치료는 동일하게 시행하였으며 한약의 체질에 따른 치료 효과는 고운결한의원의 감별 기준을 따랐다. 치료 완료의 여부는 자가 증상의 소멸과 사진 상의 병변 소멸을 기준으로 하였으며 그 결과는 아래와 같다.

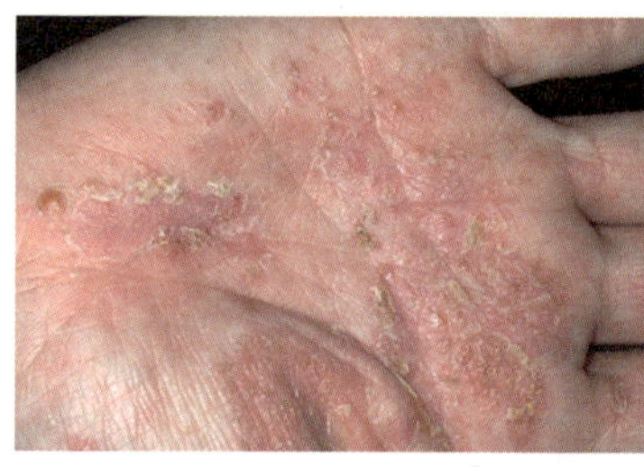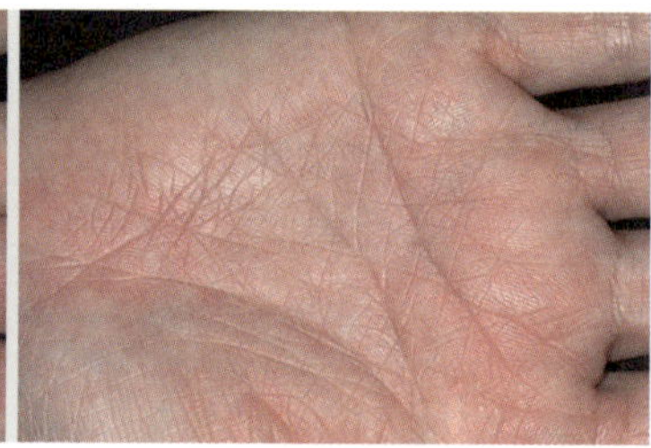

case 1) 성별 : 여 연령 : 20대

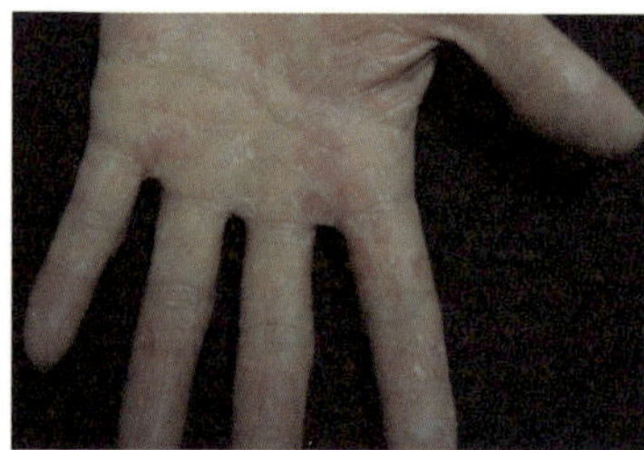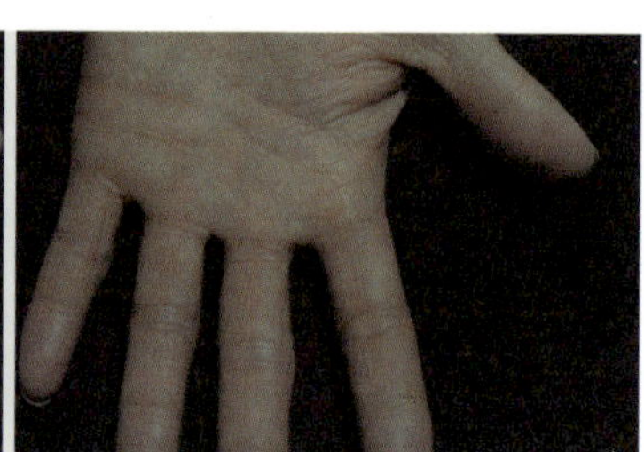

case 2) 성별 : 남 연령 : 40대

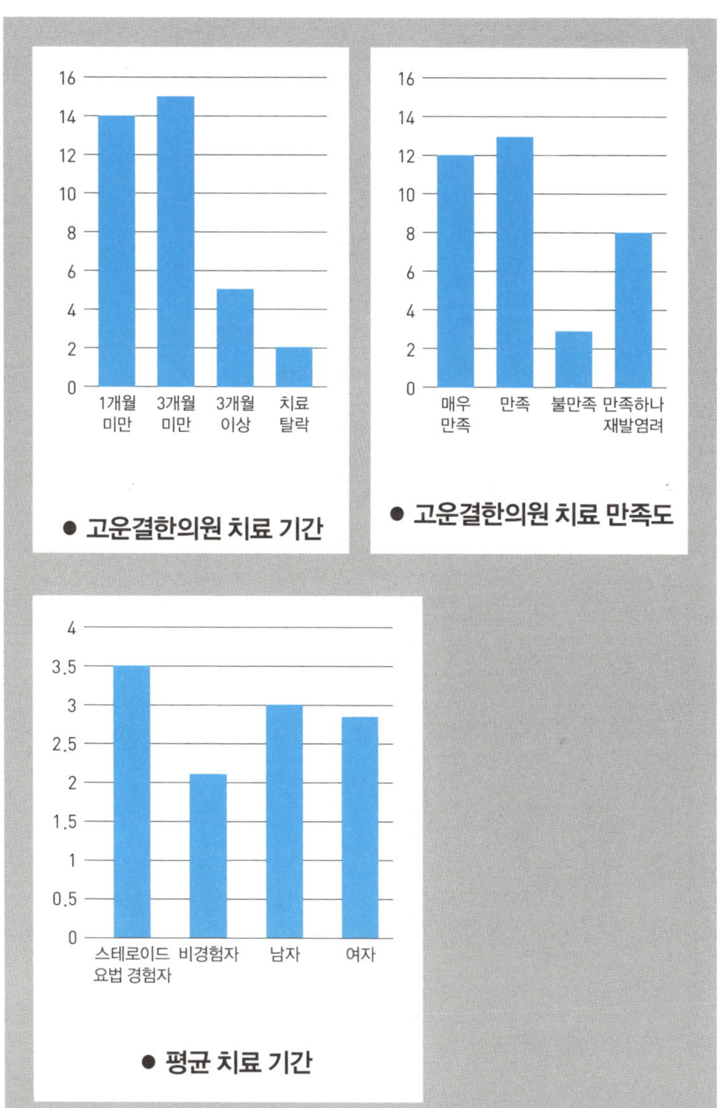

16
14
12
10
8
6
4
2
0
1개월 미만
3개월 미만
3개월 이상
치료 탈락
● 고운결한의원 치료 기간
16
14
12
10
8
6
4
2
0
매우 만족
만족
불만족
만족하나 재발염려
● 고운결한의원 치료 만족도
4
3.5
3
2.5
2
1.5
1
0.5
0
스테로이드 요법 경험자
비경험자
남자
여자
● 평균 치료 기간

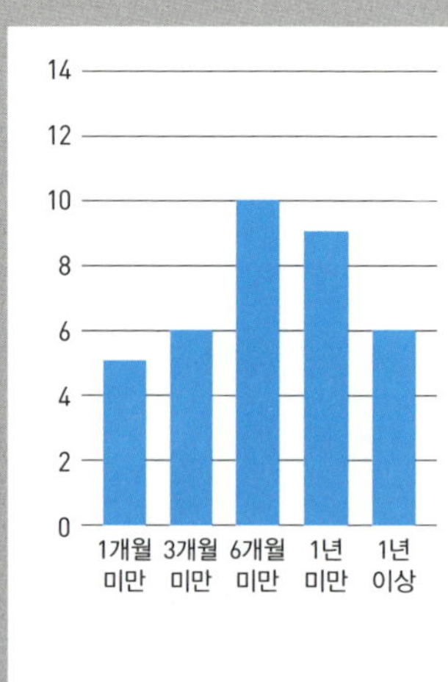

스테로이드 사용 기간

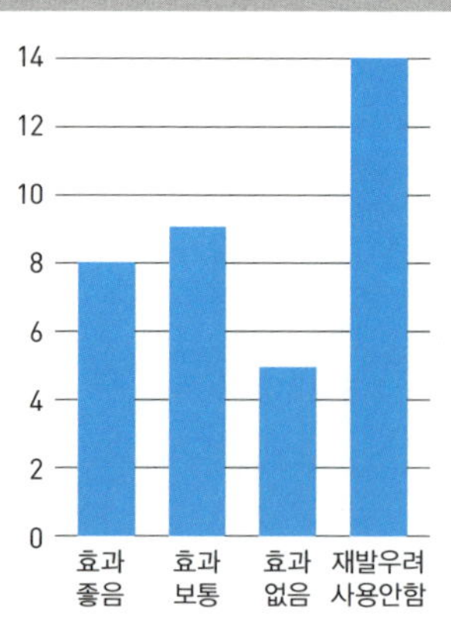

스테로이드요법의 만족도

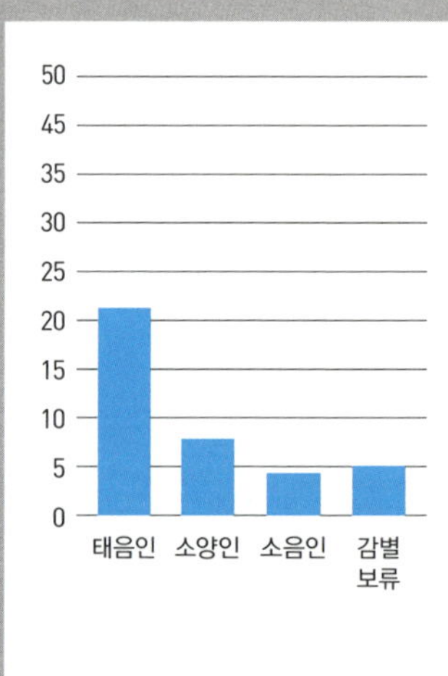

체질별 구분

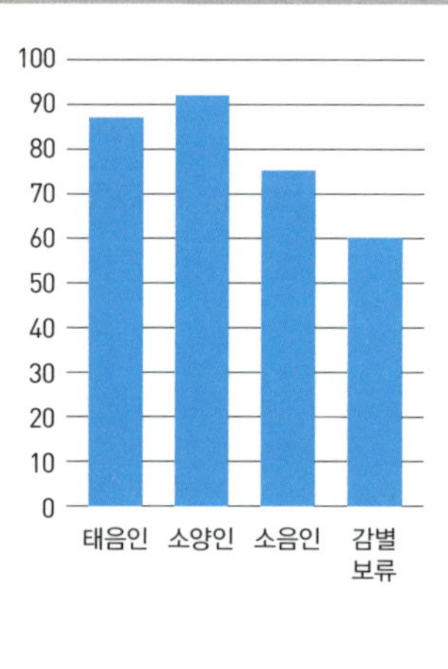

체질별 치료 만족도

4. 고찰

한포진은 손바닥과 발바닥에 표피내 수포를 형성하는 급, 만성의 재발성 습진으로 12~40세에 호발하며 봄과 여름에 흔히 발생하는 특징이 있다. 원인은 확실하지 않으나 환자의 과반수에서 아토피피부염이 있으며, 정신적 스트레스와 연관되어 발생한다. 니켈, 크롬, 코발트 등의 금속과 네오마이신, 아스피린, 피임약 등의 약제 및 다한증, 흡연 등이 유발인자로 제시되고 있다.

대개 병변 발생 전에 소양감이 선행하며 초기에는 투명한 1-2mm 정도의 소수포가 무리지어 손바닥, 손가락의 측면, 발바닥에 급격히 발생한다. 홍반은 드물지만 열감과 따가운 느낌이 있을 수 있고 때로는 소수포가 융합하여 대수포를 형성하며 시간이 경과됨에 따라 수포가 건조되면 인설, 균열이 발생할 수 있다. 약 80%에서 손에 병변이 생기며 손가락의 양쪽 측면에서 가장 흔하다. 심한 병변이 장기간 지속되면 조갑의 변형이 드물게 동반되기도 한다.

치료에 있어서 전신 스테로이드제는 효과가 빠르나 재발을 막지 못하며 반복적인 투여시 부작용이 크므로 만성 재발성 환자에서는 적절한 치료가 아니다.

아래에 본원에서 치료하여 통계를 낸 환자의 사진을 첨부하는 바 통계의 근거로 삼았음을 밝힌다.

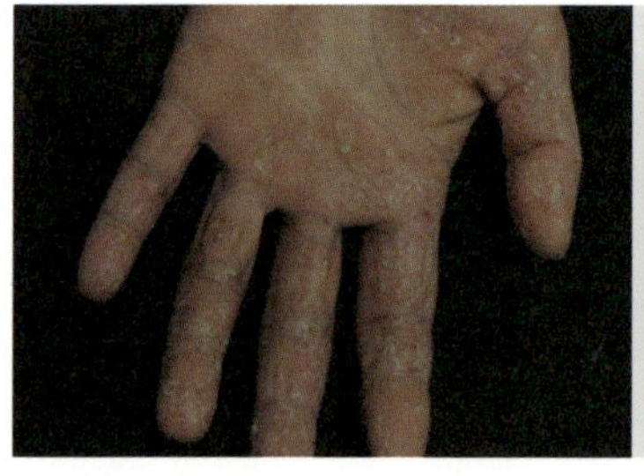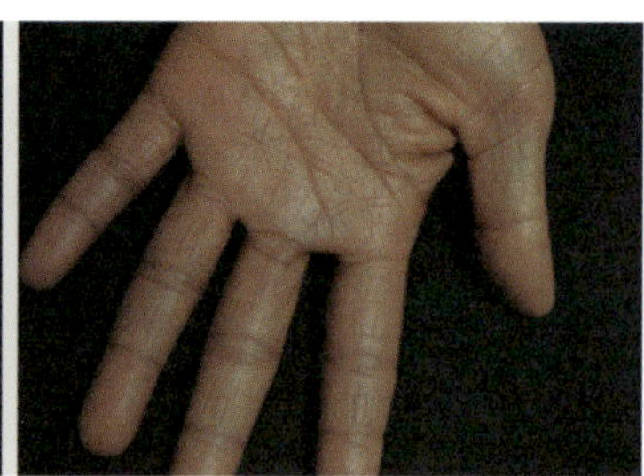

case 3) 성별 : 여 연령 : 30대

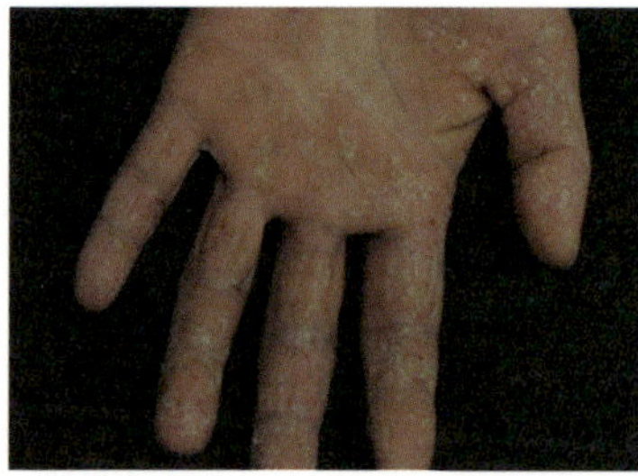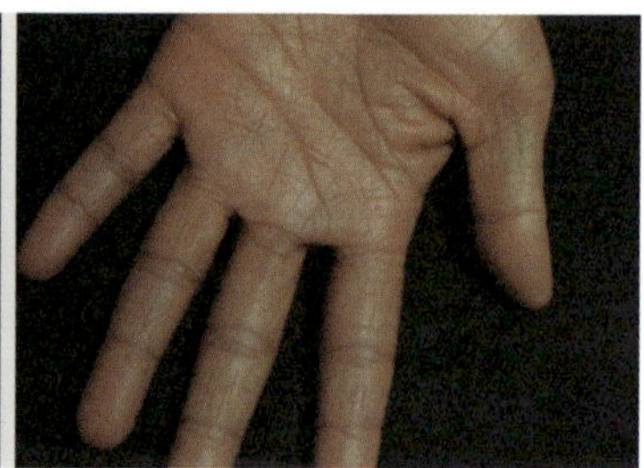

case 4) 성별 : 여 연령 : 40대

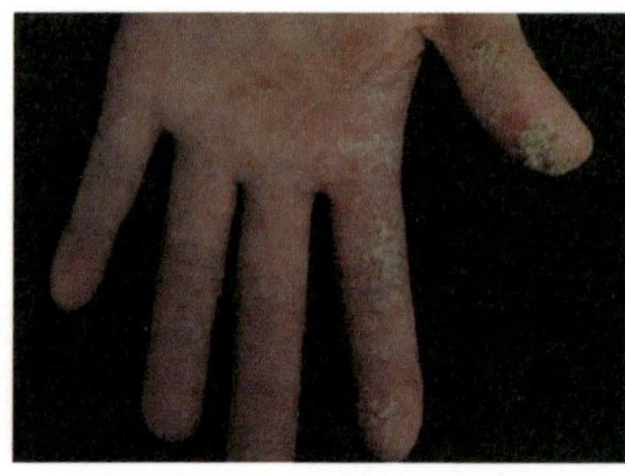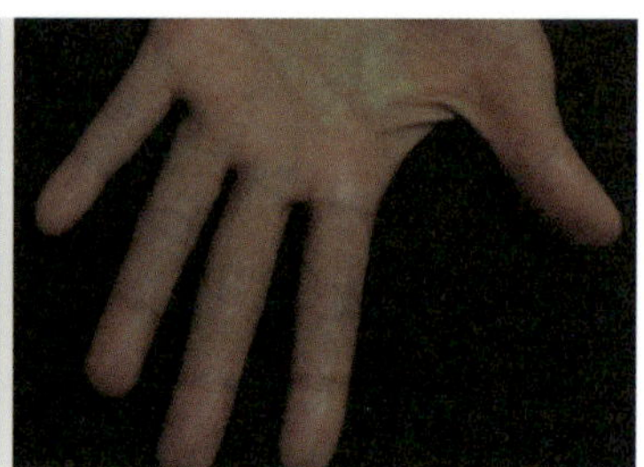

case 5) 성별 : 여 연령 : 20대

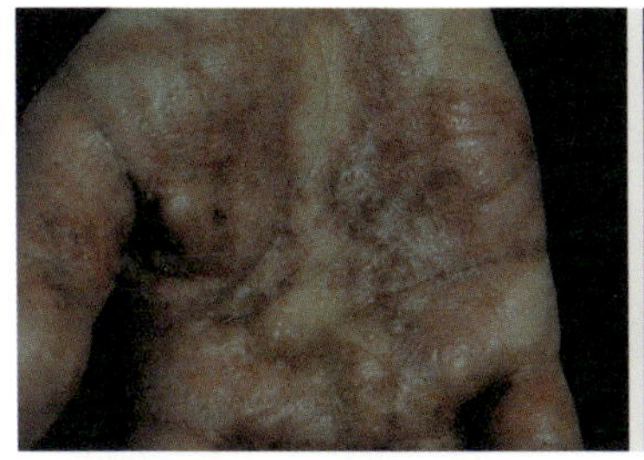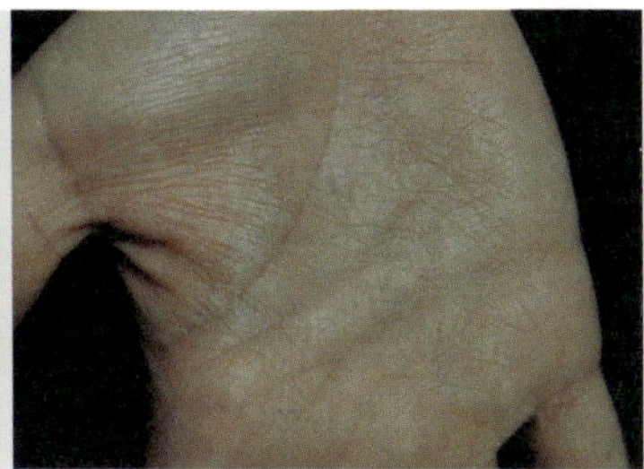

case 6) 성별 : 남 연령 : 30대

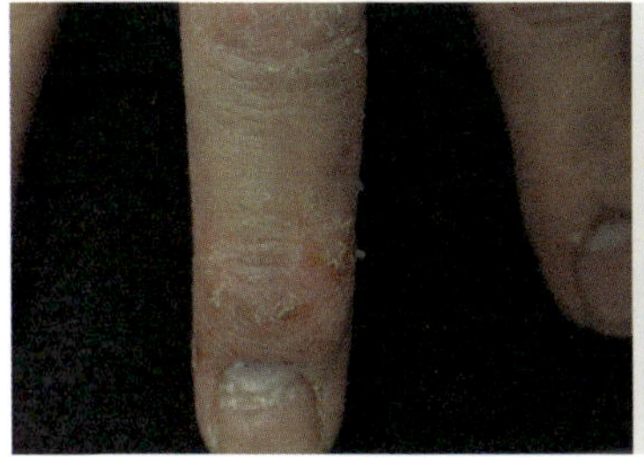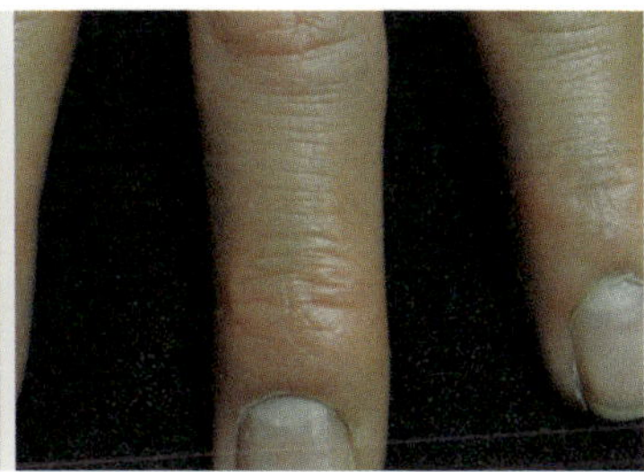

case 7) 성별 : 여 연령 : 20대

대개의 피부질환은 그 특성상 치료가 어려운 것으로 알려져 있다. 이에 기존의 치료법과 알려진 탕약의 복용으로는 완치가 어려움을 알게 되어 피부질환의 치료에 쿼드-더블 감별의 관점을 도입하여 좋은 결과를 얻어 이에 보고하는 바이다. 내원 환자의 대부분은 증상이 심해짐을 경험하여 내원하고 있으며 초기 경증일 경우는 접하기 힘들었다. 단순히 외용제만 사용하여 치료할 때보다 현저히 높은 치료율을 보이는 것으로 보아 쿼드-더블 진단에 의한 한약의 치료는 피부질환에 있어 필수적인 것으로 인식이 되며, 쿼드-더블 진단의 결과 Ⅰ목(木) + 간열(肝熱)형이 많은 것으로 파악되었다. 감별이 용이하지 않은 경우는 치료에 있어 시행착오를 겪게 되어 치료율이 떨어질 수 있는데 이는 앞으로 더 연구하여 개선하여야 할 점으로 보인다.

스테로이드 요법 특히 주사 요법을 사용하였고 장기간 사용한 환자일수록 치료 기간이 길어지는 경향성을 보였다. 그리고 대개 남자들의 치료가 더 시간이 걸렸는데 이는 직업적 특성과 치료에 할애하는 시간의 차이로 보인다. 환자들은 소양증을 가장 힘든 증상으로 호소하였으며 소양증을 초기에 제거해 주는 것을 치료의 포인트로 잡아야 할 것으로 보인다. 스테로이드 요법은 가려움이 너무 심할 때 보조적으로 사용할 수 있을 것으로 보이나 대개 재발을 우려하여 환자들이 주의하여 사용하는 경우가 많았다. 따라서 스테로이드 중단으로 인한 반동현상은 크게 겪지 않았으며 이 점이 치료기간의 차이로 나타났다. 그리고 질환의 특성 상 지속적인 관리와 추적 관찰이 요구되니 이에 관한 점은 추후 추가적인 보고서를 낼 예정이다.

한포진은 그 자체가 치명적인 질환은 아니지만 손바닥이나 발바닥과 같은 노출된 부위에 발생하며 만성적으로 재발하여 일상생활에 불편을 초래하는 질환이다. 본원에서는 기존의 관리적인 치료법 외에 체질 감별에 의한 한약 복용으로 좋은 치료 결과를 도출하였다.

그 외에도 국소적인 증상의 완화에 약물을 습포하여 좋은 효과를 얻어 한포진의 치료에 외치법의 병용은 우수한 치료효과를 기대할 수 있을 것으로 생각되며 한포진의 일반적인 치료법으로서 외치법을 적용하기 위해 앞으로 보다 많은 임상적 자료의 축적과 외치법의 안정성 확보를 위한 임상연구가 있어야 할 것으로 사료된다. 이는 치료법의 병행이 더 좋은 결과를 냄을 이야기한다.

한포진 환자군에 대한 사상체질에 입각한 한약 투여와 외부적인 약물도포 등을 시행한 바 환자들의 평균 치료기간은 2.8개월, 평균 치료율은 91.6%로 결과가 도출이 되었다.

쿼드-더블 한약 복용에 대한 치료 만족도는 85%였으며 다른 치료는 환자의 쿼드-더블 진단이 달라도 균일하게 적용하였다. 스테로이드 요법 특히 주사 요법을 사용하였고 장기간 사용한 환자일수록 치료 기간이 길어지는 경향성을 보였다. 그리고 대개 남자들의 치료가 더 시간이 걸렸는데 이는 직업적 특성과 치료에 할애하는 시간의 차이로 보인다. 환자들은 소양증을 가장 힘든 증상으로 호소하였으며 질환의 특성상 지속적인 관리와 추적 관찰이 요구되니 이에 관한 점은 추후 추가적인 보고서를 낼 예정이다.

한의학의 치료법에 대한 복합적인 방법을 동원하여 좋은 치료 결과를 얻을 수 있기에 지속적인 연구와 임상 논문의 도출이 필요하다고 하겠다.